心脏外科
实用技术

主编　熊　健　罗运成　王君生

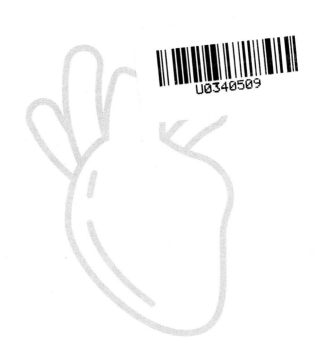

郑州大学出版社

图书在版编目（CIP）数据

心脏外科实用技术／熊健，罗运成，王君生主编. -- 郑州：郑州大学出版社，2024.1

ISBN 978-7-5773-0109-9

Ⅰ. ①心… Ⅱ. ①熊…②罗…③王… Ⅲ. ①心脏外科手术 Ⅳ. ①R654.2

中国国家版本馆 CIP 数据核字（2024）第 019675 号

心脏外科实用技术
XINZANG WAIKE SHIYONG JISHU

策划编辑	李龙传　吕笑娟		封面设计	苏永生
责任编辑	吕笑娟		版式设计	苏永生
责任校对	张　楠　杨　鹏		责任监制	李瑞卿

出版发行	郑州大学出版社		地　　址	郑州市大学路 40 号（450052）
出版人	孙保营		网　　址	http://www.zzup.cn
经　销	全国新华书店		发行电话	0371-66966070
印　刷	郑州宁昌印务有限公司			
开　本	787 mm×1 092 mm　1／16			
印　张	9.75		字　　数	227 千字
版　次	2024 年 1 月第 1 版		印　　次	2024 年 1 月第 1 次印刷

书　号	ISBN 978-7-5773-0109-9		定　价	59.00 元

作者名单

主　编

熊　健　罗运成　王君生

副主编

李华平　赵光辉　侯林虎

编　委

（按姓氏拼音排序）

但汉君　高　梦　侯玉敏

吉慧亮　姜海贞　金丽君

李沛捷　刘　剑　宋娟娟

宋云丽　王新钊　王亚杰

邢瑞敏　翟世柳　张　笋

张优雅

前　言

　　随着国家医药卫生事业改革的深入进行,县市级医院进入了快速发展阶段,心脏外科已逐渐在县市级医院成立并开展心脏外科手术。为了满足基层心脏外科医务工作者需要,我们组织编写了本书。

　　本书包含了心脏外科临床常见的疾病,主要介绍了先天性心脏病及继发性心脏病等常见疾病的实用治疗技术,以术式发展过程与现状、手术适应证与禁忌证为线索,重点讲述各心脏疾病的手术方法及围手术期的处理。本书文字描述与插图相结合,图文并茂,生动地展示了常见心脏病的外科操作方法及过程,以能力培养和经验积累为重点,突出操作技能的培训,重在实际应用,便于初学者学习掌握。本书内容丰富、资料翔实、实用性强,编排科学、资料可靠,遵循临床思维程序,以岗位需要为出发点,以能力培养和经验积累为重点,可供心脏外科专业医护人员参考阅读。

　　由于编者水平有限,书中难免会有不少欠缺之处,恳请广大读者批评、指正。

熊　健

2023 年 10 月

目　录

第一章　先天性心脏病

第一节　房间隔缺损

房间隔缺损是指原始房间隔在发生、吸收和融合过程中出现异常，左、右心房之间仍残留未闭的房间孔。房间隔缺损可单独发生，亦可与其他心血管畸形合并存在。从发病学上，可分为原发孔型（Ⅰ孔型）和继发孔型（Ⅱ孔型）房间隔缺损两大类。原发孔型房间隔缺损，是在胚胎发生过程中，由于原发房间隔发育不良或心内膜垫发育异常，致原发房间隔和心内膜垫不能融合连接，第一房间孔不能闭合所形成，常伴有二尖瓣前瓣和三尖瓣隔瓣发育异常。继发孔型房间隔缺损则是由于继发房间隔发育不良或原发房间隔组织吸收过多，第二房间孔不能闭合所形成。本节所介绍之房间隔缺损，系指继发孔型房间隔缺损。

【分型】

房间隔缺损患者占先天性心脏病患者的10%~20%，男性与女性比约1.8∶1。房间隔缺损在大小和部位上有很大差异，最常见的为2~3 cm大小。成人约有10%有卵圆孔未闭，国内临床习惯将继发孔型房间隔缺损按其解剖部位分为下述4型。

1. 中央型或称为卵圆孔型

此型是房间隔缺损中最常见的类型，约占房间隔缺损的70%，缺损呈长圆形，多在卵圆窝处，房间隔中部有明显的边缘，位于冠状静脉窦的后上方（图1-1）。有的卵圆窝处房间隔上有多处小缺损，形成筛孔状，亦有人称为筛孔型房间隔缺损（图1-2）。

2. 上腔型

此型亦称静脉窦型，占房间隔缺损的5%~10%，位于卵圆孔上方，接近上腔静脉与右心房的结合部，常表现为缺损上缘缺如，而与上腔静脉连通（图1-3）。

此型缺损常合并有右肺静脉的异位畸形引流。外科手术时，应常规探查肺静脉开口的位置，是防止畸形矫正不全的重要步骤。

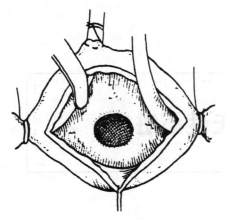

图1-1 中央型房间隔缺损

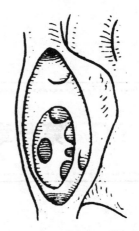

图1-2 筛孔型房间隔缺损

3.下腔型

此型患者占房间隔缺损患者的10%~15%,缺损位于卵圆孔的后上方,呈椭圆形,但常有缺损下缘的缺如,而与下腔静脉入口连续,左心房后壁构成房间隔缺损的后缘(图1-4)。外科手术时,要注意房间隔缺损下缘与下腔静脉瓣解剖位置的鉴别。

4.混合型

此型约占房间隔缺损的3%~5%,常同时兼有上述两种以上类型的巨大房间隔缺损(图1-5)。

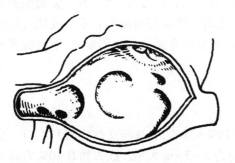

图1-3 上腔型房间隔缺损

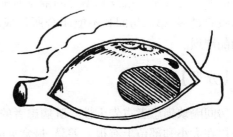

图1-4 下腔型房间隔缺损

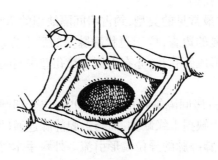

图1-5 混合型房间隔缺损

【手术适应证与禁忌证】

1. 适应证

（1）对于已明确房间隔缺损诊断，右心导管检查提示肺循环血量高于体循环血量 1.0～1.5 倍，即使是无临床症状的患者也应争取早期手术修补，以消除左向右分流，避免肺血管阻力的增加和肺动脉高压的形成。

（2）1 岁以上患儿自然闭合可能性很小，当明确诊断后，即应手术治疗。理想的手术年龄在 5 岁左右。

（3）成人病例的手术适应证，年龄不是决定因素。有明确左向右分流者，原则上也应积极手术治疗，大于 60 岁施行手术治疗的患者也常有报道。

2. 禁忌证

房间隔缺损合并肺动脉高压的手术适应证，比室间隔缺损合并肺动脉高压者更加严格。

（1）房间隔缺损，全肺血管阻力高于 15 wood 单位的患者应禁忌手术。

（2）房间隔缺损患者安静时，肺/体循环血流量之比小于 1.5：1，肺/体循环收缩压之比大于 0.8：1，有右向左分流，出现艾森门格综合征表现者应禁忌手术。

【手术前准备】

（1）详细询问病史和体格检查，以及进行必需的各项辅助检查，以明确诊断，弄清是否合并其他心血管畸形，以防漏诊、误诊。

（2）有呼吸道感染者应给予抗生素治疗，感染在术前应得以控制，以利于手术后顺利康复。

（3）合并肺动脉高压而未形成禁忌证者，术前应视病情给予治疗，可口服或静脉滴注血管扩张剂，如卡托普利、硝普钠、前列腺素 E 等治疗，以肺血管痉挛为主要原因者，往往可以收到较好的效果。

（4）对合并心功能不全的患者，应积极进行内科治疗，待心力衰竭控制后再决定是否手术治疗。

【手术步骤】

1. 切口

手术可采用胸骨正中切口、胸骨下段小切口、右腋下前外侧小切口。

2. 心外探查

打开心包后观察心脏大小、形态，各房室大小及比例，主/肺动脉直径及比例，有无异常冠状动脉、肺静脉异位引流和永存左上腔静脉及其回流部位。检查有无震颤，震颤部位对手术中诊断有重要参考价值：在肺动脉干，若能触及粗糙收缩期细震颤，提示可能合并肺动脉瓣狭窄；用手指短暂阻断肺动脉血流，肺动脉干远端仍可触及细震颤时，提示合并有动脉导管未闭；在心尖触及舒张期细震颤，提示有二尖瓣狭窄；在左心房壁触及收缩期细震颤,提示有二尖瓣关闭不全;在右心房壁触及收缩期细震颤,提示有三尖瓣关闭不全;在右心室流出道触及收缩期震颤,提示合并室间隔缺损。

3. 建立体外循环

因手术操作在右心房,在建立腔静脉插管时,可从右心房前壁上方并平行界嵴的横切口处插入下腔静脉(图1-6)。单纯房间隔缺损患者,其鼻咽温度可降至32 ℃,阻断升主动脉或并行循环下阻断升主动脉行心内直视修补术。

4. 心内探查

如术前不能确诊,可在右心耳处用4-0无损伤缝线缝一荷包,切开右心耳,将示指伸入右心房,抽紧荷包缝线以防出血。根据手指感觉,确定缺损部位、边缘、大小,以及缺损与冠状静脉窦口的位置关系,来判断缺损类型。缺损在冠状静脉窦口的左上方为原发孔型房间隔缺损。如房内有异常大的冠状静脉窦口,应考虑有否左上腔静脉相通,同时要确定左、右心房的交通是否在窦口内。手指在右心房内还要判明有无异常肺静脉开口。手指经过房间隔缺损处探入左心房,要判明有无二尖瓣反流。

5. 切开右心房

在右心房前壁上方切开右心房,沿上、下腔静脉方向上、下扩大右心房切口,下腔静脉插管自然地移近下腔静脉一端(图1-7)。

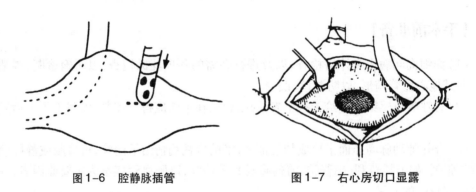

图1-6　腔静脉插管　　　　　　图1-7　右心房切口显露

【手术方法】

1. 中央型房间隔缺损修补术

(1)小的中央型房间隔缺损:在30 min 内多能闭合,可行体外循环降温至30 ℃以下,不必灌注停跳液,或并行循环心脏不停跳心内直视修补。用心房拉钩显露房腔,直视下进一步验证病变,如房间隔缺损小于3 cm,边缘组织较厚者可直接缝合,用4-0无损伤缝线在缺损的头侧缝一牵引线(图1-8),再用另一根4-0无损伤缝线从缺损的足侧开始往返连续缝合两道。缝合缺损第一道缝线,每针都要缝在结实的间隔组织上,缝针不要在同一水平面上,以防撕裂,缝合邻近冠状静脉窦的边缘时,注意勿损伤房室结;第二道缝线不要超出第一道缝线,以免间隔组织缝得太多,张力过大,引起撕裂发生缺损再通。缝完最后一针时,请麻醉师加压膨肺将左心内的血和气排出(图1-9),缝线打结,将缺损完全闭合(图1-10)。

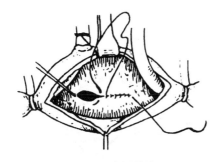

图1-8　头侧缝线

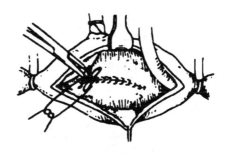

图1-9　左心室内血和气排出

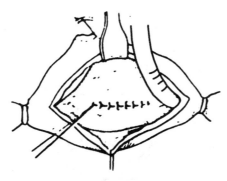

图1-10　闭合缺损

（2）巨大的中央型房间隔缺损（图1-11），边缘菲薄者：直接缝合缺损易发生撕裂再通，应采用涤纶片或自体心包补片修补缺损，补片不宜过大，可采用两根4-0带小垫片的无损伤双头针，将补片固定在缺损足侧缘，打结后先用左侧的针线，连续缝合将补片与边缘缝在一起，邻近冠状静脉窦部缝针要尽量靠前缘或稍偏左侧，以免误伤传导组织，然后用另一根缝针连续缝合补片与缺损右缘，两侧缝线在缺损的头侧会合（图1-12）。打结前请麻醉师膨肺排气（图1-13），再将缺损完全闭合（图1-14）或用4-0无损伤缝线连续缝合修补房间隔缺损（图1-15），效果均满意。

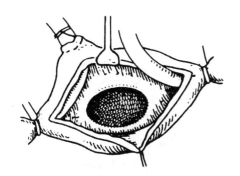

图1-11　巨大的中央型房间隔缺损

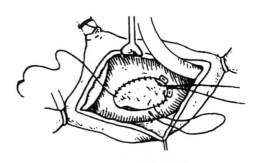

图1-12　补片连续缝合

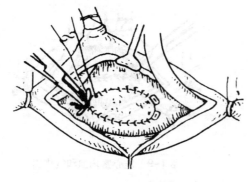

图 1-13 左心内排气

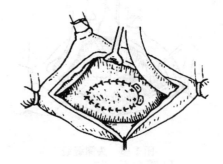

图 1-14 缺损完全闭合

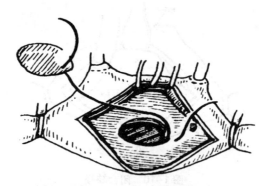

图 1-15 补片连续缝合

2. 上腔型房间隔缺损修补术

上腔型房间隔缺损在间隔高处,很靠近上腔静脉入口,常有异常连接的右上肺静脉引流入右心房,少数还合并左上腔静脉。因此,右心房切口常需延伸到其与上腔静脉交界处(图 1-16),才能充分显露房内畸形。为避免损伤窦房结,向上腔静脉延长切口时,应尽量朝后方。显露好异位的肺静脉是修复上腔型房间隔缺损的关键,因此需将奇静脉解剖出来,穿过阻断带,打开右心房后,抽紧阻断带暂时阻断奇静脉血流。显露右心房,确定房间隔缺损与畸形肺静脉的部位关系及缺损的大小(图 1-17),用涤纶片或自体心包片修补房间隔缺损(图 1-18)。

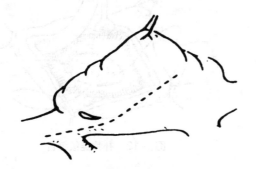

图 1-16 右心房切口

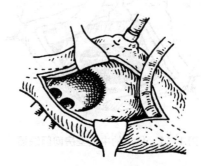

图 1-17 显露房间隔缺损

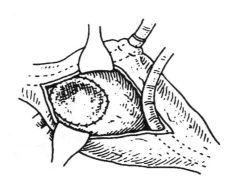

图1-18 补片修补房间隔缺损

如缺损太小,必须将其扩大,以便为右肺静脉入左心房建立一个足够大的通道。根据异位肺静脉距缺损的远近,用适当大小的补片,将房间隔缺损及异位肺静脉开口与右心房隔开,用4-0无损伤双头针先从异位肺静脉开口最高点向静脉口上缘连续缝合(图1-19),再用另一头针线向静脉开口的下缘缝合(图1-20),将两根缝线拉紧,补片送进手术野内,再缝其余部分。如手术野宽敞,可行连续缝合,即可完成心房内的修补手术(图1-21)。

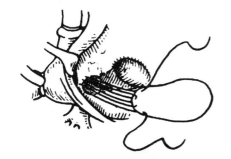

图1-19 连续缝合上缘

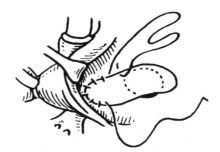

图1-20 连续缝合下缘

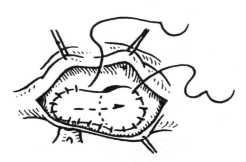

图1-21 下、上缘连续缝合

按常规排除左心内的残余气体后,松开升主动脉阻断钳,复温并行循环,缝合右心房切口。但必须注意,如上腔静脉入口变窄,则应用4-0无创伤缝线将一块等腰三角形补片的底边缘缝在房腔静脉交界处(图1-22),以加宽上腔静脉的入口,补片的两边与对应的心房切口相缝合,然后继续缝合右心房切口的剩余部分(图1-23)。

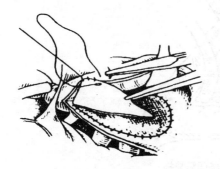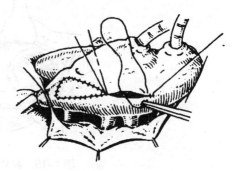

图1-22　房腔静脉补片　　　　　　　　图1-23　缝合右心房

3. 下腔型房间隔缺损修补术

一般下腔型房间隔缺损都较大,靠下腔静脉口为左心房后壁而无确切的边缘。在显露好下腔房间隔缺损的同时,要认清是否有特殊发育的下腔瓣,如误将此瓣当作缺损的前缘予以缝合,势必将下腔静脉血流引导向左心房,术后大量的右向左分流将会使患者出现明显的发绀。手术可采用连续缝合法闭合下腔型房间隔缺损,用4-0无损伤双头针在缺损下缘缝一半荷包线,包括缺损邻近的右心房壁以及左心房后壁(图1-24),抽紧缝线打结后,构成房间隔缺损的真正的下缘(图1-25),再用另一根针线,连续直接缝合缺损(图1-26)。

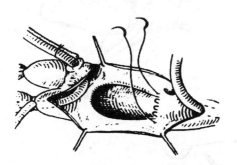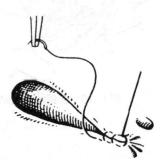

图1-24　下腔型房间隔缺损连续缝合修补　　　图1-25　缝线打结后连续缝合

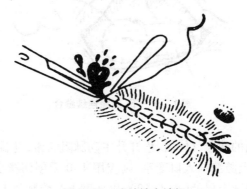

图1-26　连续缝合缺损

对于下腔型房间隔缺损修补,多数学者都采用补片修补,但补片不宜过大,术中可采用 4-0 无损伤双头针连续缝合法或采用两根带小垫片的 4-0 无损伤双头针线,在缺损下缘作两个褥式缝合,并将针线穿过缺损足端边缘的右心房壁及附近的左心房后壁(图 1-27),于两对缝线打结后,再从两侧将补片连续缝在缺损上(图 1-28),按常规请麻醉师膨肺,将左心内气体排出后,缝线打结,将缺损闭合。

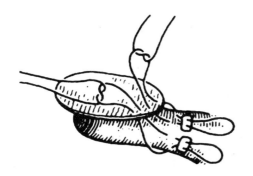

图 1-27　下腔型房间隔缺损补片修补

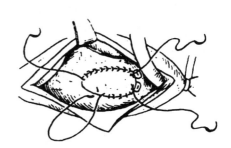

图 1-28　补片连续缝在缺损上

4.混合型房间隔缺损修补术

根据缺损大小,部位参阅以上三型术式及分法。房间隔缺损修补完成后,并行循环,4-0 无损伤针线缝合关闭右心房切口,鼻咽温度升至 35 ℃以上,中和肝素、止血、关胸。

本节所述房间隔缺损均为继发孔型房间隔缺损,此类缺损除上腔型房间隔缺损外,所有继发孔型房间隔缺损修补时,都应注意右心房内的 Koch 三角解剖标志(图 1-29),即三尖瓣隔瓣环、冠状静脉窦及 Todaro(托达罗)腱构成的三角区,房室结在三角的尖部,房室束从三角区与三尖瓣隔瓣交界处穿入中央纤维体。闭合巨大的房间隔缺损或下腔型房间隔缺损时,应注意此解剖标志,在邻近三角区的缺损边缘缝针时,注意不宜缝得过宽,心房组织不宜缝得过深,避免过多地钳夹局部组织导致误伤传导系统。

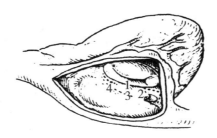

图 1-29　Koch 三角

第二节   室间隔缺损

先天性室间隔缺损(VSD)是由于胚胎发育不全造成心室间隔的异常通道,并在心室内出现左向右血液分流的先天性心血管畸形。室间隔缺损可以单独发生,也可与其他畸形并存发生。室间隔缺损发病率在新生儿中约为0.2%。室间隔缺损在先天性心脏病中发病率最高,占先天性心血管畸形的12%~20%。

【术式发展过程与现状】

1952年,Mtilleo和Dammann首次手术干预VSD,环缩肺动脉以限制肺血流。1954年,Lillehel等以正常成人为氧合器,用可控制交叉循环法外科修补首例VSD。体外循环技术的发展大大提高了临床治疗效果。Dushane等在1956年经心室修补VSD取得满意结果,Stirling等采用经心房修补VSD避免了心室切口。Kirklin等在1961年报道成功纠治婴儿VSD,大多数患者避免了肺动脉环缩术,随后Sigmann也有类似报道。Okamoto和Barratt-Boyes等分别在1969年和1976年应用深低温停循环技术纠治婴儿VSD。随着体外循环和心肌保护技术的改进,外科医师有充足的时间安全、精确地修补缺损,取得良好的近期和远期治疗效果。

【分型】

室间隔缺损可以发生在心室间隔的任何部位,其病理解剖变化多样。1995年郭加强等将室间隔缺损分为3型(图1-30):膜周型、动脉干下-漏斗部型及肌型。为指导手术,他分别对膜周型及动脉干下-漏斗部型进行了细分。

1. 膜周型

缺损位于膜部间隔一带,缺损与三尖瓣隔瓣为邻,而且缺损下缘都接近传导组织。膜周型缺损是室间隔缺损中最常见的一种,约占全部室间隔缺损的80%。根据解剖关系,又细分为膜周漏斗部缺损(图1-31)、膜周入口部缺损(图1-32)、膜周小梁部缺损(图1-33)3个亚型。

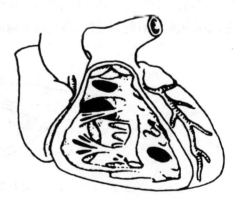

图1-30   室间隔缺损分型

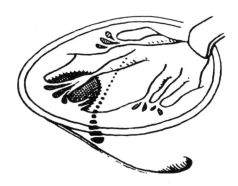

图 1-31　膜周漏斗部缺损

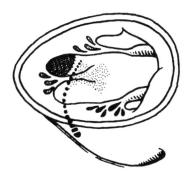

图 1-32　膜周入口部缺损

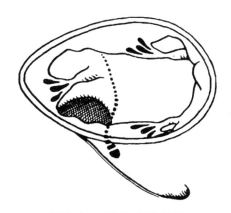

图 1-33　膜周小梁部缺损

2. 动脉干下-漏斗部型

此类缺损可分为干下型缺损（肺动脉下型）（图 1-34）和嵴内型动脉干漏斗部缺损（图 1-35）。

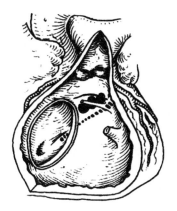

图 1-34　干下型缺损

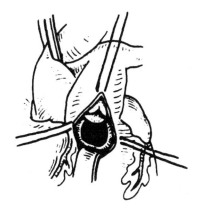

图 1-35　嵴内型动脉干漏斗部缺损

3.肌型

缺损四周都是肌性组织,位于小梁部。肌部缺损有单发或多发,常与其他类型的室间隔缺损并存(图1-36)。

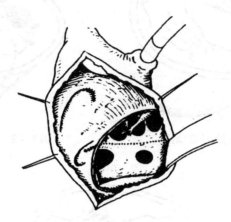

图1-36　肌部缺损

【手术适应证与禁忌证】

1.适应证

婴儿期出现持续充血性心力衰竭,经内科治疗无效者,应及时手术治疗。对发育明显落后于年龄,存在持续呼吸窘迫或反复肺部感染者应尽早手术治疗。对于症状不严重、肺循环阻力小于4 wood单位者,手术年龄可推迟至3岁以后。

婴幼儿期无心功能衰竭表现,但肺动脉阻力接近8 wood单位者,应尽早手术治疗。

经确诊后有少量的左向右分流的室间隔缺损,无明显症状,家长及儿童心理负担轻者,建议延迟手术治疗,或行介入导管封堵术。

对于重度肺动脉高压患者,若以动力性肺动脉高压为主,平静时无发绀,活动时出现发绀,动脉血氧饱和度大于85%,肺-体循环血流量比值大于1∶1.4,全肺阻力低于周围循环阻力,术前经1～2周扩血管药物治疗后,心导管检查全肺阻力下降,心室水平左向右分流量增加,可在室间隔缺损修补涤纶片上打1个直径5～9 mm的洞,洞上加一心包片或涤纶片作活瓣修补手术治疗(图1-37),远期效果较满意。

2.禁忌证

休息时有发绀,有杵状指(趾),心前区收缩期震颤消失,收缩期杂音短或消失,肺动脉第二音明显亢进;X射线片示心影大小不一,心影缩小,肺不充血,肺动脉无明显突出,右肺动脉中心段明显扩张,而远端细小,二者不成比例,且心电图示电轴右偏,右心导联为典型右心室肥厚表现;右心导管检查右向左分流为主,全肺循环阻力大于10 wood单位,肺-体循环血流量比值大于0.75∶1,运动后血氧含量明显下降。

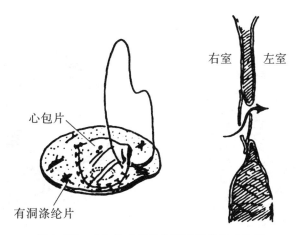

图 1-37 心包片或涤纶片活瓣修补手术治疗

【手术前准备】

1. 室间隔缺损无明显肺动脉高压

术前可给予极化液治疗 3 ~ 5 d，不需强心、利尿及其他特别治疗即可手术治疗。

2. 室间隔缺损伴细菌性心内膜炎

原则上选用抗生素治疗 1 ~ 3 个月，待病情稳定后再进行手术治疗，但对于难以控制的病例，可在应用强有力的抗生素治疗 1 ~ 2 周后进行手术治疗。

3. 室间隔缺损伴严重肺动脉高压

可先应用扩血管药物如前列腺素 E、硝普钠、卡托普利等治疗 3 ~ 15 d。对于肺动脉高压伴心功能不全者，除应用血管扩张剂外，还应给予强心、利尿、间断吸氧等治疗，以改善心肺功能，同时注意维持电解质平衡。

4. 做好呼吸道准备

如有咳嗽、咳痰及肺部干、湿啰音，在控制心功能不全的基础上，适当选用抗生素治疗，以控制呼吸道感染。

【手术步骤与方法】

1. 经右心房切口修补室间隔缺损

（1）适应证：适用于膜周型室间隔缺损、部分肌部室间隔缺损。此切口缺损易显露，手术操作方便，且对右心室功能影响较小（图 1-38）。

（2）手术入路：手术可行胸骨正中切口、胸骨下段小切口、右腋下斜切口进胸，建立体外循环，阻断升主动脉，应用冷心肌停搏液或氧合血冠状动脉灌注，心脏停搏；或并行循环，心脏不停跳。采用与房室沟平行的横形切口或右心耳基部至右心房外侧方的斜切口（图 1-38）。

（3）探查缺损：经右心房切口与三尖瓣口，用小拉钩向前牵拉三尖瓣前叶，即可显露室间隔缺损(图1-39)。

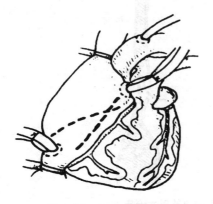

图1-38　经右心房切口

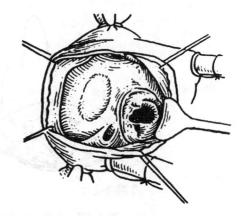

图1-39　显露室间隔缺损

　　大的缺损探查比较容易,小缺损有时显露比较困难,探查时可请麻醉师加压膨肺,多在三尖瓣隔瓣与前瓣交界处附近寻找,方能观察到血液经室间隔缺损处漏出。膜部缺损四周往往为增厚的白色纤维环,若发现膜部膨出瘤,顶部有一小破口,则应切开瘤体,方可显露缺损的全貌。膜周型缺损位于室上嵴下方,并邻近主动脉瓣,此缺损常较大,也较常见。

　　(4)修补缺损。

　　1)膜部小的(<1 cm)室间隔缺损,边缘多为白色增厚的纤维缘,若发现有膜部瘤,应切开瘤体。如缺损较小(<1 cm)可直接间断带小垫片缝合(图1-40),打结。

　　如缺损邻近三尖瓣隔瓣,一侧垫片可缝于缺损对侧缘上,如缺损距隔瓣较远,则可应用带垫片间断褥式缝合,自缺损下缘向上缘缝合。缝线一定要缝合于间隔的右侧壁,切勿单纯缝合在缺损边缘的白色纤维环上,避免缝线撕脱和损伤后下缘的心脏传导组织(图1-41)。

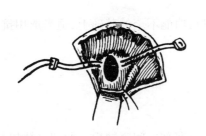

图1-40　间断带小垫片缝合

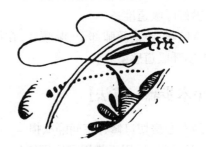

图1-41　缝合三尖瓣隔瓣

　　2)隔瓣下缺损有的显露比较困难,可将内乳头肌自附着点切断后拉向右前方,缺损闭合后,再将乳头肌断端缝合复位(图1-42)。

　　有的乳头肌分几个小肌束,切断后不易复原,可沿三尖瓣隔叶瓣环切开隔叶根部,显露出缺损(图1-43),用牵引线拉开瓣叶进行瓣叶下缺损修补,并于缺损闭合后,用5-0滑线缝合瓣叶上的切口。

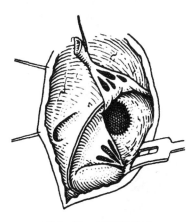

图 1-42　切断乳头肌

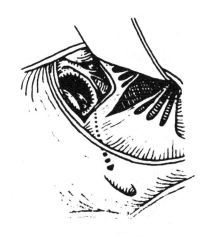

图 1-43　露出缺损

3）膜周型大室间隔缺损可采用涤纶片或自体心包片，4-0 无损伤双头针带垫片间断褥式缝合，第一个褥式缝在缺损前缘相当于 1 点处，随后逆时针方向再缝 2～3 个褥式缝线，每缝下一针时都利用前一个缝线向下牵拉，显露下次下针的部位（图 1-44）。

为防止损伤主动脉瓣叶，当缝近该区域时由助手用手指将心室前壁向右心室腔内推压，同时术者向上牵拉前一隔叶交界组织，看清局部室间隔缺损边缘及附近的主动脉瓣，再下针。在缺损下缘缝 2 个转移针，一个在主动脉瓣环附近，为了不致误伤瓣叶及穿越中央纤维体的传导束，转移针要远离主动脉瓣环（图 1-45）；另一个转移针在隔瓣环与室间隔交界处，此转移针用无损伤双头针缝，先缝间隔组织，再缝瓣叶根部，然后再用另一双头针直接缝在瓣叶根部，两针均穿越补片，打结后将瓣叶与间隔间的间隙完全闭合。第 2 个转移针缝过后，接着再缝 4～5 针带小垫片的间断褥式缝线，每个缝针都从心房面穿过隔瓣根部，再缝到补片上，缝在瓣叶根部的缝线不要距瓣环太近，但一般不要超过2 mm，以免影响瓣叶功能。在缝缺损下缘时，注意避开内乳头肌及腱索，以保全瓣叶的功能。

4）膜周大室间隔缺损，也可采用涤纶片或自体心包片间断加连续缝合固定室间隔缺损补片法。经右心房切口，缺损边缘的头侧一半显露较差，如用间断褥式缝合则手术操作比较容易，而缺损的足侧一半边缘显露较好，用连续缝合法较简便。显露室间隔缺损及固定补片的间断褥式缝合方法同上，缝合室间隔缺损的隔叶边缘及转移针后，按逆时针方向连续缝合，到第一个褥式缝线处与之汇合并打结（图 1-46）。

如室间隔缺损靠近隔瓣根部的边缘有残余的膜样组织，则可利用最后一个褥式缝针，逆时针方向连续缝合，将补片固定在膜样组织边缘上（图 1-47）。

在室间隔缺损完全闭合前，停止左心吸引，使左心腔充满积血，并请麻醉师加压膨肺，将左心内残余气体随血液排出，心腔外打结，左心排气后开放升主动脉钳，升主动脉根部左心引流管持续负压吸引排气，在复温并行循环及心脏跳动下，关闭心房切口。

5）避免心脏传导束损伤。对于膜周型室间隔缺损，不论间断褥式或连续缝合固定室间隔缺损补片及直接间断带小垫片缝合法，都有损伤缺损下缘传导束的可能性，根据传导束的走行及传导束与膜周型缺损的关系,所有室间隔缺损后下缘的缝针,都应缝在距边缘 3 ~ 5 mm 处。以右心房切口做间断加连续法补片闭合缺损为例,从室间隔缺损下缘相当于 5 点处开始的所有缝针的进针点和出针点都要避开传导束(图 1-48)。

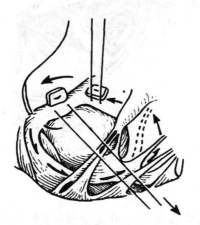

图 1-44　带垫片间断褥式缝合

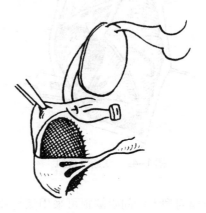

图 1-45　转移针要远离主动脉瓣环

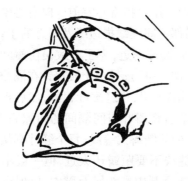

图 1-46　间断加连续缝合固定室间隔缺损补片法

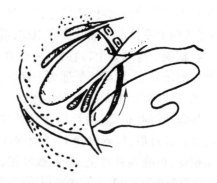

图 1-47　逆时针方向连续缝合

　　虽然传导束支在室间隔缺损下缘位于间隔左侧,但也要十分注意每针要浅缝,而不要缝到心内膜的深处,以免损伤左侧的传导束支。

　　2. 经右心室切口修补室间隔缺损

　　(1)适应证:适用于巨大的膜周漏斗部室间隔缺损、干下型室间隔缺损及小梁部靠近心尖的肌型室间隔缺损,以及合并漏斗部或肺动脉瓣狭窄(如法洛四联症)。这些部位的手术常在左、右心室漏斗部少血管区做右心室纵切口,此切口以远离左前降支 5 ~ 10 mm 为宜(图 1-49)。

　　(2)探查缺损:用小拉钩放进缺损口向漏斗隔方向牵拉,对膜周型缺损下缘显露较方便,其中央纤维体、三尖瓣前瓣和隔瓣以及主动脉瓣环都可能成为缺损的部分纤维缘。传导束紧靠缺损缘,从中央纤维体穿过位于缺损后下缘的左隔面。

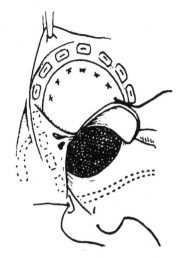

图1-48 避开传导束

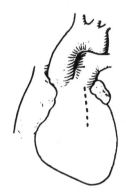

图1-49 经右心室切口修补室间
隔缺损

（3）膜周型室间隔缺损修补方法:将深拉钩经右心室切口伸入三尖瓣隔瓣下方,将隔瓣向上牵拉,在隔叶与小梁间隔缘的临界处,距缺损下缘约3 mm,相当于内乳头肌水平线下缝第1个褥式缝线,然后顺时针方向在第1针附近缝第2个褥式缝线,一般这一缝线为转移针,于打结后消除间隔与瓣叶之间隙(图1-50)。

接着缝第3~5个褥式缝线,每个缝针都从心房面进针,穿过三尖瓣隔瓣根部,距瓣环不超过2 mm处出针,第二个转移针缝在主动脉瓣环或前叶与心室-漏斗皱褶附近。

然后再缝1~2个间断褥式缝线,即缝到缺损上缘。各缝线穿过补片后,将补片送入心腔,每对缝线打结后(图1-51)缺损的大部分即为补片所闭合,余下未闭合部分逆时针方向连续缝合,将补片固定在缺损边缘上。在结扎最后一对缝线时,停止左心吸引,请麻醉师加压膨肺,将左心内气体排出左心腔。

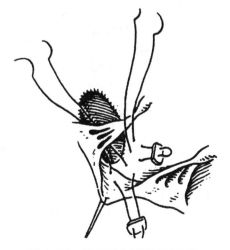

图1-50 膜周型室间隔缺损修补

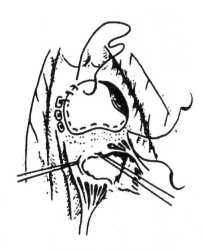

图1-51 闭合缺损

不论经右心房或右心室切口修补膜周型室间隔缺损,术中预防误伤房室束的原则与方法基本相同,传导束行经缺损下缘、后缘的部位,在右心室切口的深处,所以要充分显露缺损纤维膜的边缘,并看清隔叶、主动脉瓣与中央纤维体等和室间隔缺损的关系。运用超越传导束技术使固定补片的缝针远离缺损下缘3 mm或将补片缝在隔叶根部,或缝在纤维增生的边缘,都可以避免发生损伤房室传导的风险。

(4)动脉干下型室间隔缺损的修补:自右心室切口显露出干下型室间隔缺损的右上边缘,为分隔两组半月瓣的纤维嵴,多数患者此嵴不显著。室间隔缺损的下缘均为肌性组织,缺损位于肺动脉瓣下,略呈三角形,缺损要用补片闭合,不宜直接缝合,以免半月瓣变形而产生肺动脉瓣关闭不全。干下型缺损的另一个特殊问题是上缘组织极少,常不易牢固地缝合,即使有纤维嵴,缝线也容易撕脱,所以固定上缘的补片时,应将缝针从肺动脉瓣环穿出,使缝线上的小垫片留在半月瓣兜内,以防撕脱。由于缺损的右下缘位置最隐蔽,所以先缝该处的补片,以免最后缝合时这个部位更难显露及缝合。将涤纶补片或自体心包片剪成与缺损相似形状及大小的补片,用间断褥式带小垫片及连续缝合法固定补片,闭合缺损。具体操作如下:用4-0或4×12带小垫片的无损伤双头针线,从缺损右下缘6点或7点处,开始缝第一针,然后顺时针方向沿缺损边缘再缝1~2个褥式缝线。

缝针穿过补片的相应部位后,在缺损的上缘近肺动脉瓣处,缝2~3个褥式缝线在瓣环上,每个缝针都从半月瓣兜内穿出后再缝到补片上,小垫片留在半月瓣兜内(图1-52),最后各对褥式缝线打结后,利用最后一根针线,继续顺时针方向连续缝合缺损的其余部分,直至与第一针汇合打结,将补片固定在缺损的右心室面(图1-53)。左心排气、心脏复苏以及右心室切口闭合均与右心房切口手术方法相同。干下型缺损距传导束较远,所以一般无房室传导阻滞。

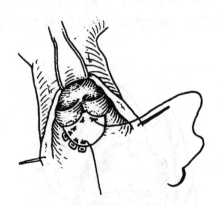 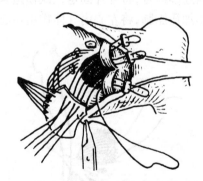

图1-52 干下型室间隔缺损的修补　　　　图1-53 干下型室间隔缺损修补完后

干下型室间隔缺损的上缘为主动脉瓣的两个瓣环相融合的延续组织,其余的边缘由心室-漏斗部皱褶及小梁间隔组成。术前如已确诊合并主动脉瓣关闭不全者,应在开始体外循环之前,先插好左心引流管,以免主动脉瓣漏血,使左心膨胀;术中经主动脉根部灌注停跳液无效时,必须切开主动脉前壁,直接由冠状动脉开口处灌注。

（5）肌型室间隔缺损的修补：自右心室切口探查显露出肌部室间隔缺损，用2条毡条，一条在心内垫在缺损下方，另一条在心表面垫在切口近旁，用4-0无损伤缝线，穿过毡条及缺损，缝2~3个间断褥式缝线（图1-54），抽紧缝线，闭合缺损，缝线在心外打结（图1-55）。

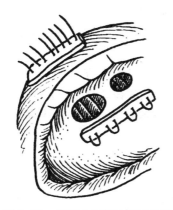

图1-54　肌型室间隔缺损的修补

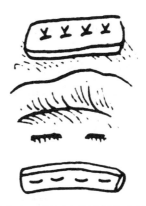

图1-55　肌型室间隔缺损修补后

3. 经左心室切口修补室间隔缺损

（1）肌型室间隔缺损，特别是小梁部或间隔下部的缺损常为多发性，若经右心室切口分别修复，常常遗漏小缺损，造成修补不完善。从左心室切口观察，此类肌部缺损常呈一个大缺损，应用一片涤纶补片修补，即能完成闭合缺损（图1-56）。

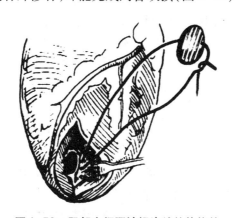

图1-56　肌部室间隔缺损涤纶补片修补

（2）左心室切口：首先通过右心房切口经三尖瓣探查缺损部位，然后将纱布垫置入心包腔，将心尖垫高，于左心室心尖部少血管区，距左前降支5~10 mm，作一短的鱼口状切口，长5~30 mm，向上延长切口时要防止损伤二尖瓣前乳头肌。

（3）自左心室切口探查：因左心室腔内室间隔面光滑，而肌小梁极少，很容易找到缺损，从左心室面观多为单一缺损，但需注意是否有多个或高位缺损存在。此类缺损可应用涤纶补片间断褥式缝合或连续缝合。

（4）闭合室壁切口：由于左心室腔内压力高，可应用带小垫片无损伤缝线做间断褥式缝合或应用聚丙烯无损伤缝线进行双层连续缝合，缝线必须穿过室壁全层。

4.经肺动脉切口修补室间隔缺损

（1）适应证：漏斗部和干下型室间隔缺损可适当选用此切口。

（2）手术入路及探查缺损：于肺动脉干的下方作 2～3 cm 纵形切口，直达肺动脉瓣环，将切口两侧各缝一牵引线，切口下端应用眼睑拉钩向右心室流出道方向牵引，即可显露缺损。

（3）手术方法：干下型缺损一般都比较大，且紧靠肺动脉瓣下方，均应采用涤纶片或心包片剪成与缺损大小形状相适应的补片，上缘应用带垫片褥式缝合；缝于肺动脉瓣兜内的肺动脉瓣环上，于肺动脉交界处，亦可应用不带垫片褥式缝合，其余边缘则可直接缝合或连续缝合，5-0 滑线连续缝合关闭肺动脉切口。

第三节　动脉导管未闭

动脉导管系胎儿时期肺动脉与主动脉间的正常血液通道。由于此时肺无呼吸功能，来自右心室的肺动脉血经导管进入降主动脉，而左心室的血液则进入升主动脉，故动脉导管为胚胎时期特殊循环方式所必需。出生后，肺膨胀并承担气体交换功能，肺循环和体循环各司其职，不久导管因废用即自行闭合。如持续不闭合，则构成病态，称为动脉导管未闭（症）（PDA）。应施行手术，中断其血流。动脉导管未闭并存于肺血流减少的发绀型心脏病时，导管是其赖以存活的重要条件，当作别论。

动脉导管未闭是一种较常见的先天性心血管畸形，占先天性心脏病总数的 12%～15%。女性发病率约是男性的 2 倍。约 10% 的病例合并其他心血管畸形。

【术式发展过程与现状】

Galen 首次对 PDA 的存在进行了描述；Havey 则阐述了 PDA 在胎儿循环中的生理意义；1888 年 Munro 首次在婴儿尸体上显示了 PDA 分离和结扎的可行性；1900 年 Gibson 描述了对 PDA 具有诊断意义的连续性杂音。然而直到 1937 年 Jhon Strieder 才在波士顿试图为一细菌性心内膜炎的患者行 PDA 外科治疗。患者于术后第 4 天死于胃扩张及胃内容物的吸入。

1938 年 8 月 26 日 Robert E. Gross 在波士顿儿童医院成功为 1 名 7 岁女童行 PDA 结扎，极大地推动了心脏外科的发展。之后，其又开展了 PDA 切断缝合术。1940 年 Tourof T 和 Vesell 首次成功治疗了感染性 PDA，后来他们又报道了感染性 PDA 的成功切断缝合术。PDA 手术治疗不仅启动了先天性心脏病的外科治疗，而且也启动了先天性心脏病的介入治疗。1967 年 Portsmann 等报道了 PDA 的导管堵闭术。1977 年 Rashkind 和 Cuaso 首次成功行导管堵闭术治疗新生儿及婴儿的 PDA。

在我国,1944 年吴英恺首次开展 PDA 结扎术获得成功;1984 年钱晋卿开展了 PDA 的导管堵闭治疗。

为了提高疗效,医生对患者选择、年龄和治疗方法等,应予全面考虑。目前治疗方法有非外科手术疗法和外科手术疗法两种。

非外科手术疗法有药物法和介入堵闭法。

1. 药物法

早产儿特别是胎龄不足 30 周者,动脉导管关闭延迟,出生后如有气短、心力衰竭可先给予辅助呼吸、控制液体量(每天摄入为 100 ~ 120 mL/kg)和利尿药物(呋塞米 1 mg/kg,静脉注射)治疗,以改善心肌功能;并试行吲哚美辛治疗,以促使动脉导管闭塞。吲哚美辛属于非甾体抗炎药,抑制环氧合酶,有阻止各类前列腺素的合成和抵消扩张动脉导管的作用。

吲哚美辛一般给药 1 ~ 3 次。首次剂量为 0.2 mg/kg,无效者,可隔 24 h,给予第 2 次、第 3 次剂量,分别为 0.1 mg/kg。出生第 3 ~ 8 天的早产儿 PDA 应加大剂量,第 2 次、第 3 次分别给予 0.2 mg/kg,出生后超过 8 d 的早产儿 PDA,第 3 次用量为 0.25 mg/kg。通常情况下,一个疗程足以关闭动脉导管,出生后 3 d 内的早产儿 PDA 用吲哚美辛治疗,效果最佳。如失败,应行急症手术,以抢救患婴。

2. 介入堵闭法

1967 年,Portsmann 首先用导管法堵闭 PDA 获得成功。之后,在日本和中国同道们的共同努力下改进和提高了该技术。其操作方法是经皮股动脉、股静脉穿刺插管,分别用长 300 cm 单股 0.014 in(英寸)弹性超细不锈钢丝,在 J 形导管引导下,经降主动脉通过 PDA 送入肺动脉主干。圈套导管由股静脉经右心室到达肺动脉,套住由 J 形导管送出的细导丝,分别从股静、动脉推出圈套导管和 J 形导管,建立股动脉–PDA–股静脉钢丝轨迹。选用特制泡沫塑料(lvalon)塞子,固定于中央的金属小支架套管上,按动脉导管造影形态大小放大 80% ~ 100%,修剪成葫芦形或哑铃形。然后,用 16 ~ 24 F 扩张器扩大股动脉穿刺口,插入外套管,将塞子穿入细钢丝,用 1 枚硬币顶棒将塞子从外套管沿细钢丝顶入降主动脉,再插入导管,继续将塞子沿细钢丝推送入并填塞 PDA。塞子一旦嵌入,心杂音随即消失。最后,拔出细钢丝,在股动脉穿刺处加压止血。我们在 134 例 PDA 患者中应用此技术,其中 130 例一次堵闭成功,3 例二次堵闭成功,1 例塞子脱落改手术治疗。平均 5 d 出院,随访 2 ~ 12 年,3 例于术后 35 ~ 40 d 塞子脱落至肺动脉,手术取出,同时行 PDA 缝闭术。

1979 年,Rashikind 应用双伞形塞子通过股静脉堵闭婴幼儿的 PDA 获得成功。因该技术应用不锈钢丝做成伞架,外裹以 Ivalon 薄膜,能通过 8F 的血管鞘,尤其适用于婴幼儿,甚至有人报道用此法堵闭 3.5 kg 新生儿的 PDA。现该技术已在欧美国家广泛开展,但仅适用于 PDA 内径小于 7 mm 者,PDA 不能太长;且有 3% 塞子脱落至肺动脉或主动脉;术后经彩色超声随访,2 年内 10% ~ 20% 有残余分流;该器械昂贵,不适宜在发展中国家广泛开展。近年来有应用 Sideris 盘状纽扣样或应用 Spiral Coil 装置堵闭 PDA 的报道,尽管术后残余分流低于 Rashikind 方法,但仍高达 14% 或仅适用于内径较小的 PDA。

Porstmann 法 PDA 堵闭成功率达 90%~99%,除少见的塞子脱落外,术后很少有残余分流,但由于该技术通过压缩的 Ivalon 塞子通过股动脉逆行置入 PDA,故对病例选择较为严格,一般适用于 6 岁以上、PDA 内径在 6.5 mm 以下的儿童,对成人也仅适用于 PDA 内径小于 8 mm 的病例。由于该器械价格便宜,治疗 PDA 效果良好,故在中国、日本仍继续开展。近 10 年来,由德、日等国少数医师首先采用一种经静脉和动脉联合插管法,由导丝自股动脉引入一 Teflon 海绵栓子,塞入动脉导管内将其闭塞(图 1-57)。因其限用于动脉导管腔径较细者,且常有操作失败或导致血管损伤,故未能推广应用。

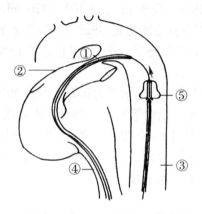

①动脉导管;②肺动脉;③降主动脉;④下腔静脉;⑤海绵栓。
图 1-57 经动、静脉插管行动静脉导管栓闭术

我们于 1995 年发明了自制带阀门血管内支架 PDA 堵闭装置(获国家专利),其操作为采用 200 cm 长、0.034 in 不锈钢丝,经股动脉穿刺,由 J 形导管通过 PDA 把导丝送入左或右肺动脉远端,退出 J 形导管,建立股动脉-PDA-肺动脉导丝半轨迹。也可经股静脉-肺动脉-PDA-降主动脉导丝轨迹。根据 PDA 内径选择血管鞘,多为 7~14 F,平均 10 F。同时选择不同型号的带阀门内支架 PDA 堵闭装置,包括球囊扩张导管及球囊中部套有带 lvalon 阀门的管形网状支架。当带支架球囊到达 PDA 管腔中部时,用造影剂扩张球囊,使支架两端充分展开呈哑铃状,牢固地支撑在 PDA 的主、肺动脉端,抽尽球囊内造影剂,拔除球囊及导引钢丝,支架内的 lvalon 起到阻止血流的作用。该装置按支架扩张的最大直径分成以下几种型号:4 mm 以下、4~8 mm、9~12 mm、12 mm 以上。

自制带阀门血管内支架 PDA 堵闭装置的特点:①操作简便,不必建立股动、静脉钢丝轨迹,可以从股动脉逆行或从股静脉送入带阀门血管内支架治疗 PDA。②支架扩张后呈哑铃状,能牢固固定在 PDA 内,支架内泡沫样网状结构易使血小板、纤维索及凝血物质滞留,形成血栓,且网状样结构有利于血管新生内皮细胞的形成、生长、覆盖。动物实验证实,9~12 mm 内径的 PDA 堵闭术后 1 个月以上,主、肺动脉端已被新生内皮覆盖,达到永久闭合的目的,可使用于堵闭 10~12 mm 内径的巨大 PDA 患者。至今临床应用已 20 例,随访 4~36 个月,均达到完全闭合的目的。③该堵闭装置治疗内径 8 mm 的 PDA,只需通过 9F 血管鞘,而 Porstmann 方法治疗内径 8 mm 的 PDA 需用 24 F 血管鞘,故该装置对血管损伤小,可适用于 3 岁以上的 PDA 患者。

堵闭法的共有并发症为塞子脱落、股动脉出血和血栓形成等。

由于介入堵闭法治疗 PDA 的诞生和不断发展,操作方法的不断简化和完善,目前大有成为 PDA 首选治疗方式的趋势。此法无胸部手术切口瘢痕,仅在腹股沟见一穿刺点,大大减轻了手术创伤;而且 PDA 的介入堵闭法较其他手术方法安全,尤其是对手术后有残余分流(再通)的 PDA 治疗,更为安全有效。

【手术适应证与禁忌证】

1. 适应证

凡是非手术疗法无效,病程进展迅速,易于肺部感染或心力衰竭者,选用手术关闭 PDA。多数学者认为,手术的适当年龄为 5 ~ 12 岁,但争取在 30 岁以前能完成手术。这是因为年龄过大,动脉导管硬脆,甚至钙化,并发细菌性心内膜炎、肺动脉压力过高和严重心力衰竭等并发症的机会多,手术危险性大,死亡率高,疗效差。对发生细菌性心内膜炎的患者,要先采用抗生素治疗,感染控制 2 ~ 3 个月后,才能做手术。对于少数患者药物治疗不能控制感染,特别是有赘生物脱落、反复发生动脉栓塞或有假性动脉瘤形成时,应及时手术治疗。对有严重肺动脉高压或心力衰竭者,都需给予内科积极治疗,待病情好转后,再实施手术治疗。

2. 禁忌证

(1)合并严重肺动脉高压,形成右向左分流为主,已发生艾森门格综合征,临床上出现差异性发绀的患者。

(2)复杂先天性心脏病中,PDA 作为代偿通道而存在者,如法洛四联症、主动脉弓中断等,在其根治手术前,动脉导管不能单独行闭合治疗。

(3)静止时或轻度活动后出现趾端发绀或已出现杵状趾者。

(4)动脉导管未闭的杂音已消失,代之以肺动脉高压所致肺动脉关闭不全的舒张期杂音(Graham-Steel 杂音)者。

(5)体(股)动脉血氧测定,静止状态血氧饱和度低于 95% 或活动后低于 90% 者。

(6)右心导管检查,测算肺总阻力已超过 10 wood 单位,肺/体循环血流量比值低于 1.3 者。对肺动脉高压已达手术禁忌临界状态,而(3)(4)(5)项所示尚难以判定是否确已失去手术时机的患者,必要时需行右心导管检查,以便做出最终判定。

【手术前准备】

(1)全面询问病史和进行有关检查,明确有无合并畸形和并发症,根据结果确定手术方案。

(2)有严重肺动脉高压,甚至有少量右向左分流的患者,术前给予吸氧治疗(每次 30 min,每天 2 次)和应用血管扩张药(视病情给予巯甲丙脯酸口服或酚妥拉明、硝普钠静脉滴注或小剂量一氧化氮吸入),有利于全肺阻力下降,为手术治疗创造条件。

(3)合并心力衰竭者,给予强心、利尿治疗,待心力衰竭控制后再行手术。

(4)肺部及呼吸道感染时,感染治愈后再手术。

（5）细菌性心内膜炎患者，术前应做血液细菌培养及药物敏感试验，并加强抗感染治疗，感染控制后再手术。感染不能控制或反复出现栓塞者，应在抗感染同时，行亚急症手术。

【手术步骤与方法】

手术一般采用左胸侧后切口，经第4肋间或骨衣内中断第5肋骨，经肋床进入胸腔。以导管处为中心，纵向剪开降主动脉表面的纵隔胸膜，沿主动脉表面向前解剖，直至显露导管。如此，左侧迷走神经、喉返神经和肺动脉端导管表面的心包返折处均被拉向前方，脱离导管本身，因而可免受损伤。以弯形直角钳（米氏钳）自导管下方沿着主动脉壁向导管后壁滑动，待导管全长游离后，参照导管的具体情况、器械条件和手术医师的技术能力和经验等，分别选用下列闭合导管的手术方式。

1. 导管结扎术

又分单纯结扎法和加垫结扎法。

（1）单纯结扎法：系用2根粗线或涤纶编织条带绕过导管作双重结扎；或在主动脉侧作荷包缝合结扎，而肺动脉侧作单纯结扎（图1-58）；或在两结扎线之间附加贯穿缝合结扎。适用于导管细长而富于弹性者。

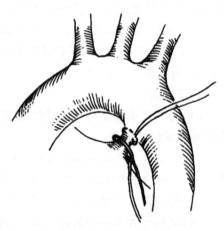

图1-58　动脉导管结扎术

导管的主动脉端作荷包缝合，两线尚未扎紧。

（2）加垫结扎法：系用宽如导管长度的涤纶布片，卷成略细于导管直径的圆柱状，将其游离缘与卷体缝固，并保留布卷中段作结后的线备用，缝拢布卷两端以防其松散。将布卷顺置于导管上，以绕过导管的2根粗线将其结扎于导管上，并将两结扎线分别与留置于布卷上的缝线相互作结，以防卷垫滑动（图1-59）。此法系结扎线着力于卷垫上将导管腔压闭。

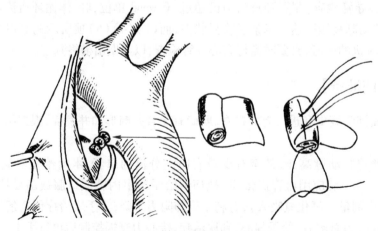

图1-59　动脉导管加垫结扎全貌

右侧为卷垫制作示意。

　　为防止结扎线扯割动脉导管后壁,强调打结时持线的两手示指均衡施力,使结扎线由松至紧的过程中,仅在卷垫上滑动,可避免像单纯结扎法导管壁有被结扎线扯裂的危险和导管复通之虞。加垫结扎法特别适用于导管粗大、导管壁弹性较差(如并发肺动脉高压或曾患导管内膜炎)的病例。

　　2. 导管切断缝合术

　　用 2 把专用无创伤导管钳,分别夹在导管的主动脉侧和肺动脉侧近端。如导管较短,其主动脉端可用长弯动脉钳或 Potts-Smith 钳夹在降主动脉壁上,以扩大导管的长度。在两钳之间边切边用 4-0 无损伤针线连续缝合导管的主动脉切端,待导管切断后再连续缝合返至起针处作结,继之连续往返缝合导管的肺动脉切端(图 1-60)。导管切断缝合术要求有质量可靠的导管钳和良好的血管缝合技术,否则手术时有出血致死的危险。

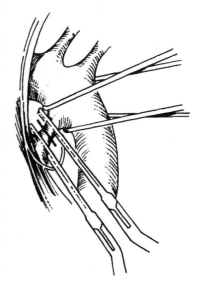

图 1-60　动脉导管切断缝合术

　　2 把导管钳分别夹在导管的两端,虚线示准备切断处。导管处近、远端主动脉套纱带,以备不测时控制出血。导管切断后缝闭两切端。

　　3. 导管钳闭术

　　适用于直径在 2 cm 以内、血管弹性较好的导管。用特制的动脉导管钳闭器,于导管的主动脉端及肺动脉端各钳闭 1 次,使钳闭器内装的成排钛钉穿过导管的前后壁而弯曲将其压闭(订书机原理)(图 1-61)。由于局部操作空间较小,妥帖安放钳闭器有时会遇到困难,甚至引起导管壁损伤出血,应引起重视。

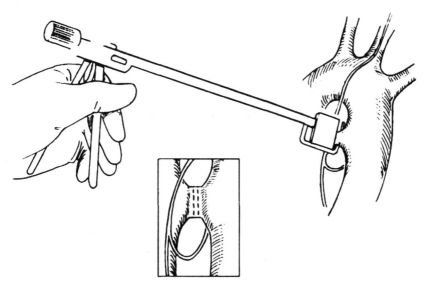

图 1-61　动脉导管钳闭术

4.其他手术方式

导管手术后复通的病例再次手术时,可切开心包,在导管的肺动脉起始部绕以粗线加垫结扎之。导管壁钙化、动脉瘤形成或窗形动脉导管的病例,可在阻断导管处近、远端主动脉血流的情况下,切开主动脉,以涤纶织片缝补导管的主动脉内开口。为防止阻断主动脉血流引起脊髓缺血性损伤,宜在低温麻醉下施行,必要时采用近、远端主动脉转流法。宜在主动脉阻断的近、远端之间,以口径不小于 1 cm,内壁具有防凝作用的特制管道"架桥",使阻断主动脉同时,血流通过管道供应降主动脉。如无特制管道,亦可用质佳的塑料管,但为防止转流过程中塑料管内发生凝血,可按 1.5 mg/kg 经静脉注入肝素。待主动脉切口缝闭,移去主动脉血管钳,拔除转流导管后,及时给予鱼精蛋白以中和肝素。对难以用上述方法安全地完成手术者,采用前胸正中切口,在体外循环低温条件下,切开肺总动脉,从腔内缝闭或以涤纶织片缝补导管开口。为防止操作过程中气体进入主动脉,宜取头低位,采用低流量灌注法,如此,既可防止发生体动脉气栓,又不致因导管口处出血过多,影响操作。

对肺动脉高压已达临界水平的病例,手术中在闭合导管操作之前,应做导管阻断试验,如在 15 min 的阻断期内血压及心电图无显著改变,再完成闭合导管手术,否则应放弃手术。

为提高动脉导管闭合术的安全度,可在游离及处理导管之前,在导管处近、远端的主动脉上套纱带,以备不测时勒紧纱带控制出血。在闭合导管操作之前,麻醉师给予适度降压措施,使动脉收缩压维持在 90 mmHg 左右,有助于降低导管破裂出血概率。

动脉导管闭合术中大出血所致的手术死亡率,视导管壁质地、采用闭合导管的手术方式以及手术者技术的高低等而异,一般应在 1% 以内。导管单纯结扎术或钳闭术有术后再通可能,其再通率一般在 1% 以上,加垫结扎术术后复通率低于前二者。动脉导管闭合术的远期效果,取决于术前有否肺血管继发性病变及其程度。在尚未发生肺血管病变之前接受手术的患者,可完全康复,寿命如常人;肺血管病变严重且不可逆转者,术后肺血管阻力仍高,右心负荷仍重,效果较差。

第四节 主动脉缩窄

主动脉缩窄是指先天性降主动脉狭窄,常发生在左锁骨下动脉远端和动脉导管邻接处。国内文献报道其占先天性心脏病的 1.0%~3.4%,常合并其他先天性心脏病如动脉导管未闭、主动脉瓣二瓣化畸形、室间隔缺损和二尖瓣病变。临床表现可从婴儿的心力衰竭到成人的无症状高血压。

【术式发展过程与现状】

1760 年 Morgagni 首先通过尸体解剖描述了降主动脉局部狭窄的情况。1938 年 Gross

在动物上进行主动脉缩窄的手术。1944 年瑞典 Crafoord 第 1 次进行人的主动脉缩窄手术。主动脉缩窄外科手术治疗发展经历多年,主要是围绕防止再狭窄进行改良。按时间顺序,其他一些手术技术有人工补片主动脉成形术、锁骨下动脉翻转主动脉成形术、切除加扩大的端-端吻合术。还有一些细微变化的手术,如保留左上肢血流的锁骨下动脉翻转主动脉成形术、锁骨下动脉游离翻转、锁骨下动脉翻转加导管组织切除、缩窄段切除加广泛性扩大的端-端吻合术、降主动脉和近端主动脉弓端-侧吻合术及肺动脉同种管道补片成形术。

【手术适应证与禁忌证】

手术治疗是彻底解除主动脉缩窄的根本方法。一般认为,缩窄两端的压力阶差超过 4.0 kPa(30 mmHg)就具备手术适应证。对无症状的患儿手术年龄可在 4~6 岁,因此时主动脉已发育到其最大口径的 50%,主动脉壁亦较有弹性易做吻合;如有心力衰竭征象或血压过高,手术就要提早进行。对于婴幼儿尤其是小婴儿患者,对手术时机的选择过去一直有争论,其主要原因是这些患者术后再缩窄发生率较高。单纯导管后型主动脉缩窄病例诊断明确后,均应施行手术治疗。上肢血压超过 20.0 kPa(150 mmHg)或呈现心力衰竭内科治疗未能控制者,宜立即手术。

对伴有其他严重先天性心血管畸形、肺功能不足、充血性心力衰竭、心电图显示心肌损害或传导阻滞、主动脉壁呈现广泛粥样硬化或钙化病变,以及冠状动脉供血不足等情况,则手术治疗应持慎重态度。

【手术前准备】

患主动脉缩窄的新生儿和婴幼儿常常处于严重的左心衰竭及代谢性酸中毒状态。术前应用前列腺素 E_1(PGE$_1$)可延迟动脉导管关闭,增加缩窄段以下的主动脉血流灌注,改善由心内左向右分流而导致的肺充血。这在新生儿中临床效果最为明显。PGE$_1$ 的作用在生后数天逐渐减小,对年长儿童则无延迟动脉导管关闭的作用。PGE$_1$ 的用量从 0.1 μg/(kg·min)开始逐步降低到能维持其作用的最小剂量为止;给予碳酸氢钠纠正酸中毒;使用洋地黄类药物或儿茶酚胺药物增强心肌收缩力,以维持良好的心功能,均属术前准备之重要内容。当有左心衰竭时,静脉持续滴注多巴胺 5~10 μg/(kg·min),静脉加用呋塞米等利尿剂。总之,适当的药物治疗可提高手术成功率,减少围手术期并发症的发生。

【手术步骤与方法】

外科手术途径一般经左后外侧第 4 肋间进胸,对合并心内畸形需同期手术者则采用正中胸骨切口。监测右侧桡动脉血压。采用左胸切口,离断背阔肌但保留前锯肌。对大儿童多根侧支需分别结扎离断,防止术中和术后出血。肺组织向前牵开,切开缩窄处纵隔胸膜。任何大的淋巴管道保留、结扎或离断,将纵隔胸膜向前牵拉和游离,保护迷走神经和喉返神经。对降主动脉、左锁骨下动脉、主动脉峡部、动脉导管及横弓至左颈总动脉进行游离。对大儿童,大侧支肋间动脉常常进入缩窄段降主动脉,也需要仔细游离、结扎和离断,以松解主动脉缩窄区域。单纯阻断者,在阻断前静脉注射肝素 1 mg/kg,血液回收和体外循环者,肝素用量为 3 mg/kg。

1.缩窄段切除及端-端吻合术

1944 年 10 月 Crafoord 等首次成功应用这一技术治疗 1 例 12 岁男孩和 1 例 27 岁男子(图 1-62)。1951 年 Kirklin 利用这一技术(加左锁骨下动脉结扎)对 1 例 10 周龄婴儿成功手术。此种术式适用于导管后型、缩窄段较短(2.0~2.5 cm)、侧支循环较丰富的病例。左后外第 4 肋间切口,在常温麻醉阻断下切除缩窄段并将其断端对端吻合,一般不会发生脊髓缺血性损害。阻断弓部(左颈总动脉和左锁骨下动脉之间)、左锁骨下动脉和缩窄段远端降主动脉,游离要充分,以免吻合口张力过大。切除缩窄段,将断端直接吻合,用 4-0 Prolene 线全周连续缝合或后壁间断前壁连续缝合。吻合完成后先开放降主动脉阻断钳排气打结,针眼出血可用压迫止血法,缝合不严密处可在此时补缝,最后开放近端全部阻断钳。血压稳定后用鱼精蛋白按 1:1 中和肝素。彻底止血,腋中线第 7 肋间安放引流管,逐层缝合切口。

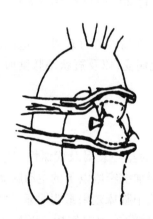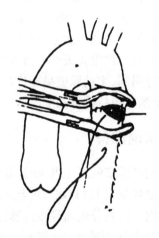

图 1-62　Crafoord 手术方法

2.缩窄段切除及人工血管移植术

1951 年 Cross 首次应用同种主动脉管道代替长段的主动脉缩窄。该术适用于 16 岁以上或合并动脉瘤、缩窄段长、主动脉横弓发育不全、缩窄复发等不宜做成形术的病例。有时在缩窄段切除及端-端吻合术中发现张力过高或者狭窄后扩张的主动脉壁薄而需要进一步切除者也采用此术式。移植物多为人工血管。基本方法同"缩窄段切除及端-端吻合术"。人工血管直径应尽量选择 18~20 mm 的,吻合口应尽量做大一些,先吻合近心端,多用 4-0 Prolene 线全周连续缝合。有时近端动脉壁发育较差,管壁很薄,则用 5-0 Prolene 线缝合。吻合完成后,将阻断钳移到人工血管上,检查吻合口有无出血及是否需要补针,确认无出血后再吻合远端,用 4-0 Prolene 线全周连续缝合。开放远端阻断钳,确认无出血后再开放近端阻断钳。

3. 人工补片主动脉成形术

由于经典缩窄段切除及端-端吻合术再狭窄率高,人工补片主动脉成形术得到应用。1957 年 Vossschulte 采用人工补片进行峡部成形术。

用编织物做血管成形术:凡缩窄近心端的血管发育较好以及邻近缩窄的血管壁纤维化不重的病例,均可做血管成形术。阻断后纵行剖开缩窄段,向上达左锁骨下动脉,向下达缩窄后扩张处。切除缩窄处的内膜嵴,将补片剪成长梭形,用 4-0 Prolene 线全周连续缝合,从上端向下端缝合,先缝前壁,后缝后壁,将补片最宽处缝在缩窄水平,尽可能将胸膜关闭盖在补片上。开放远端阻断钳后打结,如有出血应于补缝后再开放近端阻断钳(图 1-63)。

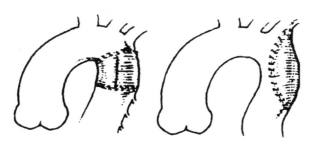

图 1-63　编织物做血管成形术

4. 锁骨下动脉翻转主动脉成形术

1966 年 Waldhousen 等介绍了锁骨下动脉翻转主动脉成形术,此术式适用于婴幼儿和小儿童。手术时通过第 4 肋间进胸,结扎动脉导管或其韧带。主动脉在左锁骨下动脉近端和狭窄远端阻断,左锁骨下动脉远端(近椎动脉处)结扎,锁骨下动脉沿着侧缘切开,于结扎处离断(图 1-64)。切口通过峡部、缩窄段延长至狭窄后扩张段。锁骨下动脉向下遮盖在主动脉切口上方,然后将锁骨下动脉片连续缝合。松开阻断钳,锁骨下动脉片在先前缩窄区域形成一"顶"。椎动脉结扎问题决定于个体,保留它提供侧支循环到上肢,但也可能随着小儿成长造成锁骨下动脉窃血综合征。如果可能,乳内动脉、甲状颈干保留完整可提供侧支循环到左臂。偶尔需要更长血管跨越缩窄段,必须牺牲这些血管。

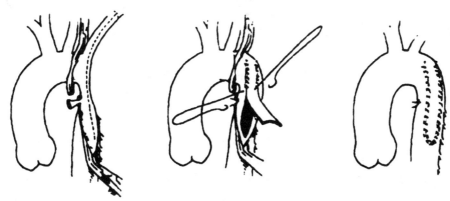

图 1-64　Waldhousen 手术方法

锁骨下动脉翻转主动脉成形术的优点是简单、阻断时间短、避免人工材料、容易控制吻合口出血和由于自身组织非环形吻合具有生长能力。直到现在锁骨下动脉翻转主动脉成形术依然是1岁以下婴儿的手术选择。

5. 左锁骨下动脉-胸主动脉吻合术

20世纪50年代Blalock和Clagett曾结扎切断左锁骨下动脉,将其近段下转与狭窄远端的胸主动脉做端-侧吻合术,或同时切除缩窄段,用近段锁骨下动脉与胸主动脉做对端吻合术(图1-65)。本法适用于儿童的主动脉缩窄段较长、较纤细,而左锁骨下动脉较粗的重症病例。术中于切断及缝扎动脉导管(韧带)后,将切断后的左锁骨下动脉远心端与狭窄远端的胸主动脉相吻合。假如左锁骨下动脉较细,不适合与胸主动脉吻合,为缓解危重的病情,可于切断及结扎动脉导管(韧带)后,在切断缩窄段时连同主动脉弓远端的管壁一并切除,并将左锁骨下动脉远心端管壁部分剖开,从而有一个较大的末端,与狭窄远端的胸主动脉断端做对端吻合,形成一个较大的吻合口。由于绝大多数病例左锁骨下动脉口径较主动脉小,且下翻后锁骨下动脉在根部易发生扭曲,影响血流通畅,疗效不满意,故很少被采用。

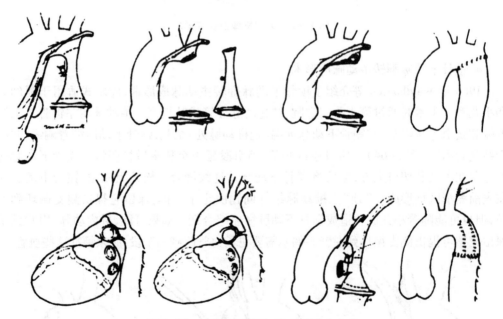

图1-65　左锁骨下动脉-胸主动脉吻合术

6. 转流术

(1)升主动脉与胸主动脉或腹主动脉搭桥术:适用于成人合并主动脉弓发育不全或再次狭窄的病例。用一段人造血管连通升主动脉与胸主动脉或腹主动脉,改善下身供血不足。前者应用于合并心脏畸形,需同时在体外循环下手术者。心内畸形纠正后,将心脏翻起切开心包,在膈肌上游离出降主动脉,上侧壁钳阻断,纵行切开,与直径16～18 mm的人工血管相吻合,经下腔静脉前右心房外侧引到升主动脉,与其行端-侧吻合。后者在非体外循环下进行,先游离出肾下腹主动脉,于侧壁钳下与人工血管行端-侧吻合,将人工血管经左小肠旁沟向上由肝左叶的前方、胃和横结肠的后方引入右心房的前方,于侧壁钳下与升主动脉行端–侧吻合。

（2）左锁骨下动脉与胸主动脉搭桥术:适用于锁骨下动脉较粗,而主动脉弓发育好、侧支血管少,以及术后再狭窄的病例。本方法不用解剖及游离血管,避免了局部粘连重等问题,并防止了因肋间血管损伤而发生大出血和脊髓缺血的危险。在左锁骨下动脉近端下一侧壁钳,切开管壁,用 4–0 或 5–0 Prolene 线连续缝合法与人工血管行端–侧吻合术,然后将人造血管与缩窄远侧的胸主动脉行端–侧吻合(图1–66)。

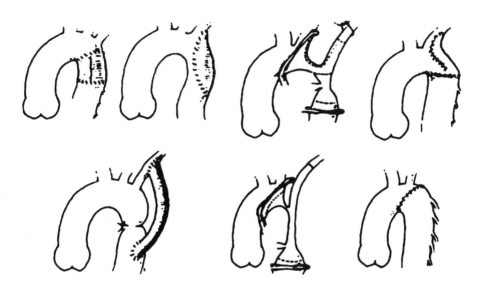

图1–66　左锁骨下动脉与胸主动脉搭桥术

7.球囊扩张血管成形术

1979 年 Sos 等报道对外科切除的新生儿主动脉缩窄可应用球囊扩张治疗。1984 年 Lababidi 等应用球囊扩张成功治疗先天性主动脉缩窄。经皮球囊扩张主动脉成形术,在临床上应用的时间尚不长,较适用于缩窄段很短的婴幼儿病例,对术后残留狭窄或再狭窄病例疗效较好。尽管球囊扩张血管成形术可降低压差、扩张缩窄段,但是仍有股动脉损伤、晚期动脉瘤发生的可能。关于球囊扩张血管成形术治疗先天性主动脉缩窄的安全性和有效性一直存在争议,远期疗效尚待观察。

第五节　肺动脉狭窄

肺动脉狭窄是指右心流出系统的先天性梗阻性畸形,狭义的肺动脉狭窄单指肺动脉瓣狭窄,发生率占先天性心脏病的 8%~10%。Morgagni 在 1761 年描述了此畸形。

【术式发展过程与现状】

1947—1948 年分别由 Sellors 和 Brock 成功进行了经右心室闭式肺动脉瓣切开术;1951 年 Varco 在阻断循环下成功地进行了肺动脉瓣直视交界切开术;1953 年 Swan 在低温停循环下经肺动脉进行瓣膜切开术,同年 Ydrill 应用低温体外循环技术施行直视肺动脉瓣切开术获得成功。现在,单纯的肺动脉瓣狭窄可应用心导管球囊扩张术。

【手术适应证】

(1)轻度狭窄临床上症状不明显者不需要手术。

(2)中度以上狭窄,凡有明显症状、心脏扩大、右心室收缩压≥9.3 kPa(70 mmHg)或平均压≥3.3 kPa(25 mmHg),肺动脉瓣跨瓣压差≥5.3 kPa(40 mmHg)者,均是手术适应证。

(3)心电图示右心室肥大并有劳损者,临床上症状虽不明显,但仍应考虑手术治疗。

手术宜在学龄前施行。随着年龄的增长,狭窄的瓣膜逐渐增厚、强直。到了一定年龄段,右心室流出道的形态和病理改变即固定不变,肥大心室已有较广泛的纤维变化,即使此时手术解除瓣膜狭窄,心肌的改变和心电图上所示的 T 波倒置已经不可逆,临床效果欠佳。近年来由于介入治疗的发展,可采用经皮球囊肺动脉瓣成形术,其指征是右心室与肺动脉干收缩压阶差<6.7 kPa(50 mmHg)。但存在明显的漏斗部肌肉肥厚或瓣环发育不良者,必须手术治疗。

【手术前准备】

按常规心内直视手术准备,对肺动脉极重度狭窄的新生儿,可应用前列腺素 E 延缓动脉导管闭合,以增加肺血流,改善缺氧。有严重心力衰竭及酸中毒的患者,术前需改善心力衰竭并纠正酸中毒,以提高手术的安全性。

【手术步骤与方法】

1.单纯肺动脉瓣切开术

(1)建立体外循环后,显露主肺动脉,纵行切开。

(2)用尖刀切开狭窄的肺动脉瓣联合。

(3)用探条探查肺动脉瓣口大小。

单纯肺动脉瓣切开术见图 1-67。

2.肺动脉瓣环扩大术

(1)跨肺动脉瓣环纵行切开主、肺动脉及右心室流出道。

(2)显露狭窄的肺动脉瓣环。

(3)心包跨肺动脉瓣环补片扩大瓣环口。

肺动脉瓣环扩大术见图 1-68。

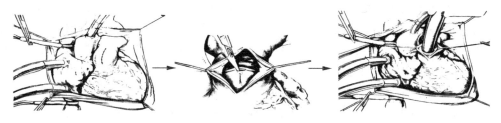

图 1-67　单纯肺动脉瓣切开术

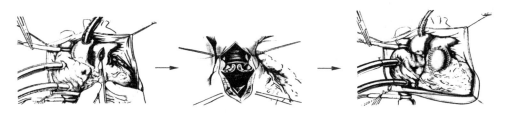

图 1-68　肺动脉瓣环扩大术

3. 干下肌性肥厚疏通术

（1）避开冠状动脉纵行切开右心室流出道。

（2）切除肥厚的壁束和隔束肌，疏通右心室流出道。干下肌性肥厚疏通术见图 1-69。

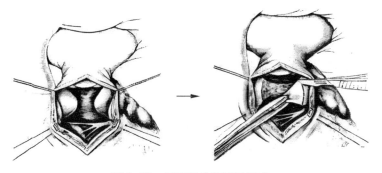

图 1-69　干下肌性肥厚疏通术

第六节　法洛四联症

法洛四联症（tetralogy of Fallot）是一种最为常见的发绀型、复杂畸形的先天性心脏病，占先天性心血管畸形的 10% ~ 12%，占发绀型先天性心血管手术 80% 左右。1888 年 Fallot 指出该病具有 4 个病理解剖特点：右心室流出道狭窄、室间隔缺损、主动脉骑跨和右心室肥厚，故名法洛四联症。

右心室流出道狭窄是主要病变,包括漏斗部、瓣膜、瓣环、肺动脉及其分支的狭窄和存在不同程度的梗阻。室间隔缺损是基本病变,一般缺损较大与主动脉直径相似,位于主动脉后瓣的前方,缺损可扩展到膜周部。主动脉骑跨是由主动脉右移所致。右心室肥厚是由右心室流出道梗阻造成,梗阻越重,右心室压力越高,肥厚越严重。血流动力学很大程度上取决于右心室流出道梗阻和室间隔缺损的大小。轻度梗阻者,心内分流以左向右为主,临床可无明显发绀;重度梗阻者,心内分流以双向或右向左分流为主,临床发绀明显。由于右心室血流可经室间隔缺损向骑跨的主动脉排出,达到右向左分流减压,形成右心室高压、肺动脉低压及肺血流减少,动、静脉血在主动脉内混合送往全身,造成动脉血氧饱和度降低,继发红细胞增多及低氧血症。术前心血管造影检查非常重要,对手术适应证的把握起了重要的决定性意义。

【术式发展过程与现状】

1945 年 Blalock 和 Taussig 首先施行锁骨下动脉-肺动脉分流术治疗,起到改善缺氧和减轻临床症状的作用;1954 年 Lillehei 在人体交叉循环下施行根治手术;1955 年,Kitklin 应用人工心肺机在体外循环下施行根治手术。我国在 20 世纪 50 年代末、60 年代初开展法洛四联症在体外循环心内直视下施行根治手术。

手术治疗法洛四联症为唯一方法,如不及时手术治疗,其自然死亡率 1 岁以内为 25%,3 岁以内达 40%,10 岁以内高达 70%,40 岁以内约 95% 死亡。所以,目前依然主张尽早手术治疗。

【手术适应证】

本病诊断明确后手术治疗是唯一有效措施。绝大多数病例均可施行根治手术。适宜手术年龄为 1~3 岁。

1. 根治手术

(1)McGoon 比值:正常值>2.0。一般认为法洛四联症患者的 McGoon 比值>1.2 以上考虑一期根治术。该比值是反映肺动脉分叉远端狭窄程度,是一个比较实用的指标,即在心血管造影片上测量心包外左右两侧肺动脉的直径除以膈肌平面的降主动脉直径,计算其比值。

(2)Nakata 指数:即肺动脉指数(PAI)。在心血管造影片上测量心包外左右两侧肺动脉的横切面积之和除以体表面积。肺动脉指数正常值为$\geqslant 330 \mathrm{~mm}^2/\mathrm{m}^2$。肺动脉指数$\geqslant 150 \mathrm{~mm}^2/\mathrm{m}^2$可施行一期根治术,$<150 \mathrm{~mm}^2/\mathrm{m}^2$根治术应需慎重,肺动脉指数$<120 \mathrm{~mm}^2/\mathrm{m}^2$提示两侧肺动脉发育不良。

(3)左心室舒张末期容量指数:即左心室舒张末期容量。正常值男性 58 mL/m^2,女性 50 mL/m^2,平均 55 mL/m^2。绝大多数法洛四联症患者,由于肺部和左心房血流减少,往往左心室发育不良。左心室发育情况可通过左心室舒张末期容量指数来评估。在左心室舒张末期容量指数$>30 \mathrm{~mL}/\mathrm{m}^2$,约为正常值的 40% 以上时,可施行根治手术。

2. 姑息手术

（1）新生儿右心室流出道严重狭窄，频繁缺氧发作，重度低氧血症，动脉血氧饱和度<65%。

（2）新生儿、婴幼儿右心室流出道严重狭窄或一侧肺动脉缺失伴有较大的体-肺侧支者。

（3）婴儿冠状动脉畸形，在施行右心室流出道扩大补片有损伤可能者，也不宜施行心外管道或一个半心室矫治。

【手术前准备】

（1）患者均有血液浓缩，血细胞比容增高，血液流动缓慢。尤其暑天出汗，血液进一步浓缩。术前保证足够液体，防止血栓、栓塞。

（2）有缺氧发作者，需给予间歇吸氧，屈曲下肢，口服普萘洛尔，必要时可用缩血管药物，提高肺动脉压力，增加肺血流量，改善缺氧，防止晕厥。

（3）如有贫血、营养不良者，术前最大限度地改善营养和纠正贫血，防止术后渗漏综合征及低心排血量综合征的发生。

（4）纠正凝血酶原时间，防止术后渗血不止的严重并发症。

【根治手术步骤与方法】

根治手术要求达到彻底解除右心室流出道梗阻，包括漏斗部，肺动脉瓣环、瓣膜，以及扩大肺动脉和左右肺动脉、完整修补室间隔缺损，并将骑跨的主动脉隔向左心室。

经右心房、右心室根治术，此法操作方便，手术视野满意，右心室切口小，心脏损伤小，术后心功能恢复顺利。另外可经卵圆孔置左心引流管，减压方便，为目前常用的方法。

1. 患者体位

仰卧位，正中劈开胸骨，常规建立体外循环。

2. 经右心房切口

经卵圆孔置左心引流管。拉开三尖瓣，暴露室间隔缺损。

（1）采用补片连续缝合法：以圆锥乳头肌为标志，右后下方缺损为危险区，缝线采用超越及转移针缝合，缝在室间隔的右心室面，避免损伤传导束，利用三尖瓣环或隔瓣的基底部，可防止撕脱和保证三尖瓣关闭严密。

（2）采用垫片双头针间断缝合法：在室间隔缺损危险区，垫片双头针间断缝合 3～4 针，距离缺损边缘 6～7 mm 进针，距缺损边缘 4～5 mm 处出针，深度 2～3 mm，在隔瓣基部从房面进针，缺损边缘出针，将补片推下结扎，缺损前上缘及圆锥乳头肌左侧可用连续缝合。

3. 经右心室流出道纵行切口

切口不宜过长，小于右心室的 1/3，牵开切口，切除流出道梗阻的肥厚肌束，包括壁束、隔束及异常肌束，切勿损伤乳头肌，暴露存留部分嵴下的缺损，可与补片作连续缝合，完整闭合室间隔缺损。

4.纵行切开左、右肺动脉分叉水平

若有瓣环、瓣膜及肺总动脉狭窄时,可纵行切开,需要时可移伸达左、右肺动脉分叉水平或进一步达左、右肺动脉,以扩张器探测直径大小,以备补片加宽流出道及肺动脉。一般保留肺动脉瓣,防止术后重度关闭不全影响右心功能。

5.加宽右心室流出道

采用经戊二醛处理后的自体心包或人造血管,将补片剪成长的椭圆形,用4-0无损伤缝线自肺动脉切口上端连续缝合,加宽右心室流出道及做肺动脉成形术。加宽后肺动脉瓣环直径要求:6 kg 为 8 mm,面积 50 mm^2;10 kg 为 11～12 mm,面积 90～113 mm^2;15 kg为14 mm,面积 130 mm^2;20 kg 为 15 mm,面积 177 mm^2。

6.冠状动脉横跨流出道的处理

用带瓣人造血管或同种异体动脉或牛颈静脉,在右心室和肺动脉间连续缝合。

【姑息手术步骤与方法】

不宜施行根治术者,可施行体-肺分流术,以增加肺血流,改善临床症状。常用下述3 种方法。

1.锁骨下动脉-肺动脉分流术(改良 Blalock-Taussig 术,又称改良 B-T 分流术)

(1)右胸倾斜45°,经右前第4肋间进胸。

(2)在膈神经前纵行切开心包,结扎、切断奇静脉。

(3)分离右锁骨下动脉,套线阻断两端,选择吻合部位,以 Core-Tex 人造血管,用6-0无损伤缝线与锁骨下动脉行端-侧吻合。

(4)分离右肺动脉,套线阻断两端,在右肺动脉近端的侧前方做切口,将另一端人造血管与右肺动脉行端-侧吻合。

(5)去除阻断线,排除气体,收紧最后一针缝线。在右肺动脉可触及连续性震颤,提示吻合口通畅。也可经食管超声检查了解吻合口及通畅情况。

2.升主动脉-肺动脉分流术(改良 Waterston 术)

(1)采用右前第4肋间进胸或正中胸骨切口,切开心包。

(2)暴露升主动脉与肺动脉后,用侧壁钳部分钳闭主动脉,选择吻合部位切开,以 Gore-Tex 人造血管,用6-0无损伤缝线与主动脉行端-侧吻合,同样方法将另一端与主肺动脉行端-侧吻合,去除侧壁钳,排气,收紧缝线,在主肺动脉可触及连续性震颤。

Gore-Tex 人造血管直径大小的选择:新生儿(3 kg)选用 3 mm 直径;婴幼儿(6 kg)选用 4 mm 直径;学龄前儿童(>10 kg)选用 5～6 mm 直径。

3.体外循环下解除右心室流出道梗阻

手术不修补室间隔缺损,用人造心包覆盖,防止粘连,利于 6～12 个月后关闭室间隔缺损。

第七节　先天性二尖瓣发育异常

　　先天性二尖瓣发育异常是一种少见的先天性心脏畸形,系二尖瓣装置中的一个或几个部分发育异常所致左心房血流在舒张期不能顺畅地流入左心室或左心室血流在收缩期反流入左心房,故分为先天性二尖瓣狭窄或关闭不全或二者兼有,其病变部位包括瓣上、瓣环、瓣膜和瓣下畸形。某些先天性心脏畸形合并有二尖瓣病变,例如左心发育不良综合征、房室间隔缺损、单心室等,本节主要是阐述儿童先天性二尖瓣狭窄和关闭不全的治疗方法。

　　先天性二尖瓣发育异常包括二尖瓣狭窄和关闭不全,其中二尖瓣关闭不全则可分为以下5种类型(图1-70):①瓣环扩大;②瓣叶裂隙;③前瓣孔洞;④腱索延长或腱索断裂;⑤腱索和乳头肌发育不良。而二尖瓣狭窄分为以下5种类型(图1-71):①瓣上纤维环;②交界融合型;③漏斗型;④吊床型;⑤降落伞型。

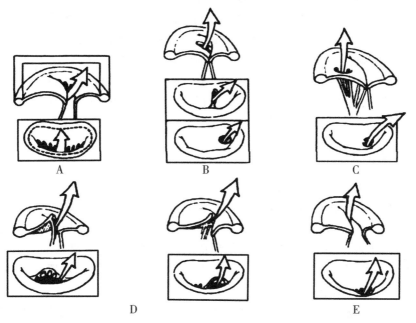

　　A.瓣环扩大;B.瓣叶裂隙;C.前瓣孔洞;D.腱索延长或腱索断裂;E.腱索和乳头肌发育不良。

图1-70　二尖瓣关闭不全的分类

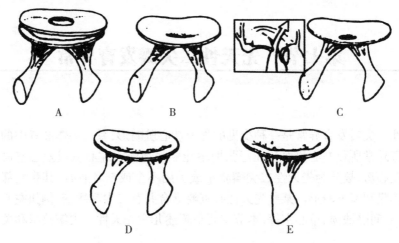

A.瓣上纤维环;B.交界融合型;C.漏斗型;D.吊床型;E.降落伞型。

图1-71 二尖瓣狭窄的分类

【术式发展过程与现状】

1959年,Starkey等报道了先天性二尖瓣狭窄和关闭不全的闭式和心内直视手术经验。1962年,Creech等报道了1例2岁先天性二尖瓣关闭不全的患儿成功实施小瓣裂隙缝合术。1964年,Yong等报道了1例10月龄的先天性二尖瓣狭窄的患儿成功实施二尖瓣瓣膜置换术。1976年和1983年,Carpentiee等阐述了先天性二尖瓣发育异常的病理分类和手术处理原则。1986年,Carpentiee等报道应用滑行瓣叶技术修复小叶缺损。1993年,Barbere等报道经左心室小切口修复二尖瓣狭窄。目前,随着先天性二尖瓣发育异常诊治技术的改进,心内直视下实施二尖瓣成形术和置换术的死亡率已明显降低,但其手术方法仍以瓣膜成形术为主。

【手术适应证】

1.先天性二尖瓣狭窄的手术适应证

(1)先天性二尖瓣狭窄的患儿预后很差,其死亡的主要原因是肺部感染和心力衰竭。以往的观点认为尽量延长内科保守治疗时间,仅在症状加重时才考虑手术,目前的观点是尽早实施成形术,因为尽管患儿无任何症状,但有理想的解剖条件。

(2)手术时机尽量选择在出生6个月以后,因为小于3个月的小婴儿胶原组织发育不全,手术操作十分困难。

(3)合并肺动脉高压者手术时间不应推迟至18个月以后,因为长期的左心房高压和持续的肺动脉高压可导致房性心律失常和慢性右心功能不全。

(4)合并其他心脏畸形者应同期手术,且需早期手术。一期纠治合并的梗阻性畸形(主动脉缩窄)或容量负荷增加的畸形(动脉导管未闭、室间隔缺损),可明显改善二尖瓣的功能,延缓瓣膜置换术。

2.先天性二尖瓣关闭不全的手术适应证

(1)无症状且不影响生长发育的患儿,手术时机尽量推迟至6岁以后,因为此时即使需要瓣膜置换也可以应用较大的人工瓣膜。

（2）一旦出现明显的临床症状，则应及早手术。

（3）有反复肺部感染或心力衰竭，心脏进行性扩大，合并肺动脉高压者应尽早手术。

（4）合并其他心脏畸形者应早期手术，同期纠治合并畸形。

（5）儿童期过后，患儿即使无症状，但检查提示左心室进行性扩大，应手术治疗，以避免左心室功能发生不可逆损害。

【手术前准备】

（1）常规行实验室检查，如血常规，肝、肾功能，血型等。

（2）常规行心电图、胸片和超声心动图检查。

（3）积极内科治疗，纠治心力衰竭。

（4）合并肺部感染者，应用抗生素控制感染。

（5）合并肺动脉高压或合并其他心脏畸形者，行导管造影检查。

【手术步骤与方法】

1. 麻醉方法与体位

全身麻醉，气管插管，深静脉置管，桡动脉置管；仰卧位。

2. 体外转流与心肌保护

全身体外循环，低温 20~26 ℃。顺行灌注冷血心肌停搏液和心脏周围冰水降温保护心肌，心肌保护液 20~30 min 间断灌注。

3. 手术入路

胸部正中切口，纵行劈开胸骨，切开并悬吊心包。

4. 插管技术

主动脉插管，上、下腔静脉插管。小婴儿应用直角插管显露手术视野最佳。

5. 二尖瓣径路

可以选择房间沟后方-左心房径路或右心房-房间隔-左心房径路（图1-72）。

6. 心内探查

先检查瓣上结构，包括肺静脉开口和左心耳底；再检查瓣叶的大小、活动度和脱垂情况；再检查腱索和乳头肌。

7. 二尖瓣狭窄成形术

术前、术中和术后应用测瓣器测量瓣口，目的是评估瓣口的大小最终是否为正常值的低限。充分切开交界融合的组织，直至距瓣环 2 mm 为止（图1-73）。瓣下融合的腱索按照其附着瓣膜边缘的分界向下切开，有时需切除腱索间多余的瓣膜，有时需切除影响瓣叶活动的二级腱索。切开融合的乳头肌使其充分舒展以提高瓣叶的活动度。然后检查瓣口的大小和有无瓣膜反流存在。

8. 二尖瓣关闭不全成形术

（1）瓣叶成形技术：直接间断缝合修补裂缺，有时需要切取自体心包片完成修补，为增加瓣膜的活动度，需切除裂缺的腱索和邻近增厚的瓣膜组织。前瓣孔洞为局限性瓣叶缺损,可直接缝合或应用心包补片(图1-74)。

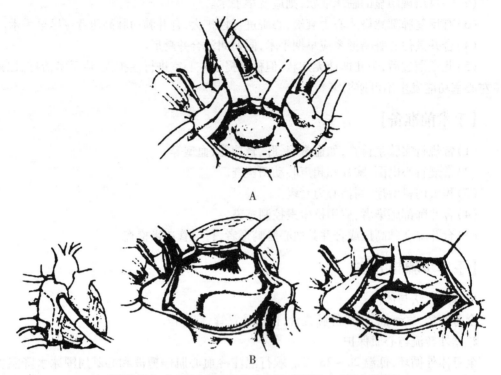

A.房间沟后方-左心房入路手术;B.右心房-房间隔-左心房入路手术。

图1-72 二尖瓣径路

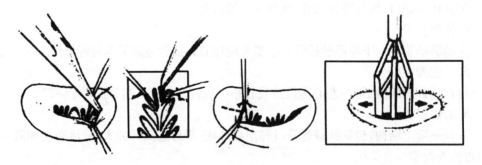

图1-73 交界切开扩张术

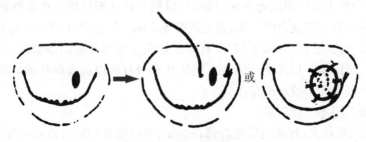

图1-74 瓣叶成形技术

前瓣腱索断裂,在受累瓣叶处做等边三角形切除,一般小于1.5 cm,边缘间断缝合。瓣环扩大或后瓣腱索断裂或延长,可以矩形切除中1/3后瓣瓣叶或矩形切除受累瓣叶,边缘间断缝合,对应的瓣环折叠缝合。对于年龄较大的儿童,则置入Carpentier人工环以环缩瓣环。

(2)瓣下结构成形技术:前瓣腱索延长,常应用乳头肌缩短术,切开乳头肌尖端形成一纵沟,以5-0缝线绕过腱索并穿过纵沟两侧,收紧缝线将腱索埋入纵沟内,缝合乳头肌切口,也可以切开乳头肌、下移腱索以达到缩短腱索的目的(图1-75)。

前瓣腱索断裂,亦可应用腱索移植术,将与受累瓣叶相对应的后瓣连同腱索矩形切下,然后将切下的后瓣固定在前瓣叶上(图1-76)。

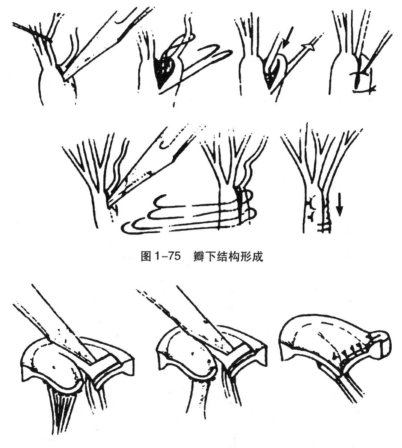

图1-75　瓣下结构形成

图1-76　腱索移植术

(3)瓣环成形技术:瓣环扩大或交界增宽,常应用交界环缩术,以双头针分别在前瓣、交界和后瓣环缝合,然后用Gortex带加固,完成环缩。亦可将整个后瓣环用半圆形的Gortex带加固。

年龄较大的儿童,植入Carpentier环可矫正关闭不全,首先在两交界处分别固定一针,用测瓣器测距以选择适当的人工环,然后在瓣环行褥式缝合,且瓣环缝合应潜行,植入后还应测试瓣膜的关闭情况。

9. 二尖瓣置换术

儿童二尖瓣置换应选用双叶机械瓣,如果瓣环发育足够大,则尽量选择较大型号的机械瓣,对于瓣环太小而无法植入机械瓣者,可行瓣上瓣膜置换术。儿童二尖瓣置换技术与成人相仿,但应指出,术中应尽量保留瓣膜和乳头肌,以保护左心室收缩功能。

第八节　三尖瓣闭锁

三尖瓣闭锁是一种少见的先天性心脏畸形,其发生率在先天性心脏病解剖资料中占 3% ,临床中占 1.3% 。在常见的发绀型心脏畸形中居第 3 位(占 5.5%),仅次于法洛四联症和大动脉转位。其特征为三尖瓣或三尖瓣口缺失,右心房血液不能通过右侧房室瓣至右心室,常伴有房间隔缺损和右心室发育不良。

三尖瓣闭锁是由于室间隔与房室管在一定程度上对位异常,致使右心室窦部缺失,室间隔右移并堵塞右侧房室瓣口,即成此种畸形。在解剖上可将闭锁的三尖瓣分为 5 种类型:①肌肉型,最常见,约占 76% ;②膜型,约占 12% ;③瓣型,约占 6% ;④Ebstein 型,约占 6% ;⑤房室隔型,较少见(图 1-77)。

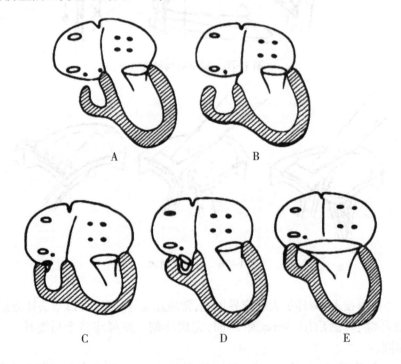

A. 肌肉型;B. 膜型;C. 瓣型;D. Ebstein 型;E. 房室隔型。

图 1-77　三尖瓣闭锁分型

由于此畸形常有大血管和心室的转位,故临床上按 Edward 和 Burchell 分类,通常分为三大型:即按大动脉关系分为Ⅰ、Ⅱ、Ⅲ型。Ⅰ型的特征为大动脉关系正常,占69%~83%;Ⅱ型的特征为右型大动脉转位,占17%~27%;Ⅲ型的特征为左型大动脉转位,占3%。此三大型再根据肺动脉血流阻塞和室间隔缺损的大小情况分为a、b、c型或a、b型。a型为肺动脉闭锁;b型为肺动脉狭窄;c型为肺血流无梗阻。因此,可分为8种类型。Ⅰa型,肺动脉闭锁;Ⅰb型,肺动脉狭窄伴发育不良,小室缺;Ⅰc型,无肺动脉狭窄,大室缺;Ⅱa型,右型大动脉转位,肺动脉闭锁;Ⅱb型,肺动脉或肺动脉瓣下狭窄;Ⅱc型,肺动脉粗大;Ⅲa型,肺动脉或肺动脉瓣下狭窄;Ⅲb型,主动脉瓣下狭窄(图1-78)。

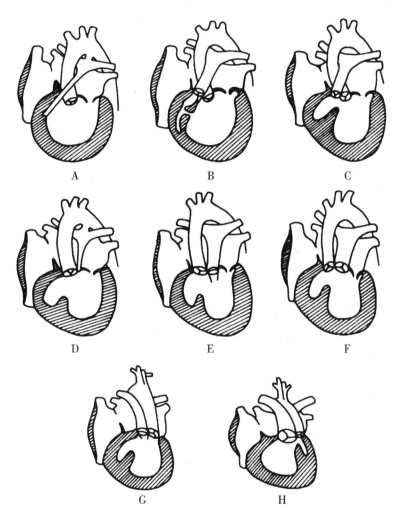

A.Ⅰa型;B.Ⅰb型;C.Ⅰc型;D.Ⅱa型;E.Ⅱb型;F.Ⅱc型;G.Ⅲa型;H.Ⅲb型。

图1-78 三尖瓣闭锁分型(Edward 和 Burchell 分类)

【术式发展过程与现状】

1817 年 Kreysig 首次描述本病。1861 年 Schuberg 将其命名为 TA。1949 年 Edward 和 Burchell 将 TA 根据大动脉关系以及肺动脉发育情况分为 8 种类型。1984 年 Anderson 对其进行深入研究,指出 TA 属于单心室,二者手术方法相近,但大多数单心室合并大动脉转位(TGA),而 TA 的大动脉关系大多正常。1945 年 Blalock 和 Taussig 发明了体-肺分流术,其后 Potts 和 Waterson 分流术也被用于治疗 TA。1950 年 Blalock 和 Halon 对 TA 患者实施了房间隔缺损扩大术。20 世纪 50 年代 Carlon 和 Glenn 等先后进行动物实验提供了 Glenn 手术的理论依据。1972 年 Azzolina 首次将双向上腔静脉肺动脉分流术应用于临床。1989 年 Norwood 将其发展成半 Fontan 手术,进一步提高了施行全腔静脉和肺动脉连接术的安全性。1971 年 Fontan 对 3 例 TA 患者成功分隔了体肺循环,2 例手术成功;其方法为 Glenn 分流术,且在右房和肺动脉间安放同种带瓣主动脉和下腔静脉口放置同种主动脉瓣。其后 Kreulzer、Fontan 和 Bjork 对原有手术进行了改进,为右心房和肺动脉连接或右心房和右心室连接,目前称其为传统改良 Fontan 手术。临床长期随访结果表明传统改良 Fontan 手术在许多患者晚期效果欠佳。1988 年 Deleval 等报道了全腔静脉肺动脉连接术的实验及临床研究,提出了线型液体流动的重要性,认为此手术优于 Fontan 和传统改良 Fontan 手术。目前此类手术仍在进一步发展中。在国内 1984 年汪曾炜首次报道传统改良 Fontan 手术,并于 1992 年报道应用全腔静脉肺动脉连接术治疗 TA 获得成功。

【手术适应证和禁忌证】

1. 适应证

TA 患者前期手术治疗的主要目的是保持患者满意的生理状态,以便在其 2 ~ 4 岁时施行 Fontan 手术。其目的是将左室容量超负荷和缺氧的副作用降到最低限度,使患者能良好地生长发育,并尽可能地保护左心室功能,防止肺血管病变。

所有改良 Fontan 手术的目的是单心室负担患者体循环,而体静脉血不经过右心室直接回流至肺动脉,尽管在有些情况下血流经过发育不良的右心室,但其起不到血泵的作用。中心静脉压(CVP)推动血液由体循环大静脉流经肺循环回到左心系统,任何存在于体循环大静脉和左心系统间的阻力均必须由 CVP 克服,因此 Fontan 手术患者 CVP 越高往往提示右心衰竭可能性越大,Fontan 手术的效果也就越差。

年龄<4 岁包括在危险因素之中,目前的 Fontan 手术大多在 2 ~ 4 岁进行并且取得了良好的效果。Ishikawa 等报道在 12 ~ 18 个月小儿中施行 Fontan 手术并取得良好疗效,但目前认为在 18 个月以下施行此手术危险性增大。由于长期的容量负荷过重、缺氧和分流的负面影响,在 2 ~ 4 岁以后施行 Fontan 手术是不保险的。

Fontan 手术患者理想的肺血管阻力应<2 wood 单位并且肺动脉压力<15 mmHg。当肺部血流有多种来源时准确地测量肺血管阻力有一定困难。肺动脉压力的增高可能受肺血流量增多和左心室舒张末压(LVEDP)增高的影响。Mayer 等认为单纯肺动脉压力增高并不是 Fontan 手术的危险因素。但是对肺动脉压力>20 mmHg 的患者应采取相应的措施以减少肺血流和改善左心室功能,因为此类患者在 Fontan 术后至少会出现一过性肺阻力增高。开窗术对此类患者有益。

心室收缩舒张功能降低将明显影响 Fontan 手术疗效。左心室射血分数(LVEF)>60%、LVEDP<10 mmHg 以及左心室舒张末期容积(LVEDVI)>30 mL/m^2 的患者施行 Fontan 手术较安全。EF <45% 和 LVEDP >10 mmHg 是 Fontan 手术的相对禁忌证。左室功能降低往往和容量负荷过重以及主动脉下狭窄有关,这些应在早期手术中加以纠治。

肺动脉发育情况:McGoon 比值>1.8、肺动脉指数>250 mm^2/m^2 的患者手术较安全。但 Bridges 等指出可以纠正的中度肺动脉狭窄并不增加手术的危险性。任何明显的肺动脉狭窄必须在 Fontan 手术中加以纠正。

2. 禁忌证

两侧或周围动脉发育不全;明显肺动脉高压和阻塞性肺血管病变;严重左心功能受损;明显肝功能损害。

【手术前准备】

(1)常规实验室检查,如血常规,肝、肾功能,血型等。

(2)常规心电图、胸片和超声心动图检查。

(3)积极内科治疗,救治心力衰竭。

(4)合并肺部感染者,应用抗生素控制感染。

【手术步骤与方法】

1. 姑息性手术

三尖瓣闭锁的预后极差,患儿生存期很短,约70%患儿出生后1年内死亡。新生儿病例肺血流量减少呈现重度发绀。右心房与左心房间存在压力阶差者,为增加肺循环血流量可施行下列姑息性手术。

(1)带囊导管心房间隔缺损扩大术或闭式房间隔部分切除术:三尖瓣闭锁病例并存的心房间相通 2/3 为卵圆孔未闭,1/3 为房间隔缺损。右心导管检查发现右心房压力高于左心房压力>0.67 kPa(5 mmHg),需扩大心房之间通道,可用带囊导管通过房间隔缺损进行气囊扩大缺损。此方法可在心导管检查时进行,常用于婴幼儿以减轻症状。此外可用闭式方法在房间隔造成一个缺损,解除右心房和腔静脉高压,缓解右心衰竭。

(2)体肺循环分流术:常用的是左侧锁骨下动脉-肺动脉端侧吻合术(Blalock-Taussig 分流术)或在锁骨下动脉与肺动脉之间连接一段 Goax 人造血管,此分流术的手术死亡率为 10% ,有 50%~70% 患者长期生存良好。

(3)上腔静脉右肺动脉吻合术(Glenn 手术):Glenn 手术疗效较好,其优点是不加重左心室负荷,也不产生肺血管病变。但 6 个月龄以下的病例手术死亡率较高,且手术造成的左、右肺动脉连续中断,日后重建手术时操作难度很大。对 5 岁以上患儿施行此手术,效果满意。此法适用于肺动脉压不高,且肺动脉发育尚可的患者。

(4)肺动脉束扎术:肺循环血流量过多引致充血性心力衰竭,并易产生肺血管阻塞性病变。经内科治疗难于控制心力衰竭者,可施行肺动脉环扎术减少肺循环血流量,改善心力衰竭和防止发生肺血管病变。此法适用于Ⅰc、Ⅱc、Ⅲb型患者。

2. 矫治性手术

1968年Fontan施行右心房-肺动脉吻合术同时缝闭心房间隔缺损治疗三尖瓣闭锁获得成功。Fontan手术的目的是将体循环静脉回流入右心房的血液全部引入肺动脉,在肺内进行氧合而无须依靠右心室排送血液。Choussat曾制定10条标准确保施行Fontan手术的安全性,这10条标准为:①年龄4~15岁;②腔静脉引流正常;③窦性心律;④右心房容量正常;⑤肺动脉平均压力≤2 kPa(15 mmHg);⑥肺血管阻力<4 wood单位;⑦左心室射血分数>60%;⑧二尖瓣无明显病变;⑨肺动脉与主动脉直径比值≥0.75;⑩过去分流术无副作用。目前随着经验的积累,大多数危险因素是相对的。

Fontan手术有下列数种操作方法。

(1)右心房-肺动脉连接术:适用于三尖瓣闭锁大动脉转位或肺动脉狭窄,但左、右肺动脉发育好者,如Ⅱb和Ⅲa型患者。手术时肺总动脉根部离断,近心端关闭,肺总动脉经主动脉后转向右侧,与右心房顶部吻合。术时需充分游离肺总动脉和左、右肺动脉,防止术后牵拉,引起吻合口狭窄。用心包补片关闭房间隔缺损时,将左心房顶部隔入右心房侧,保证吻合口直径大小。2岁以内患儿的吻合口直径不能<2 cm,3岁以上应为2.5~3.0 cm(图1-79)。

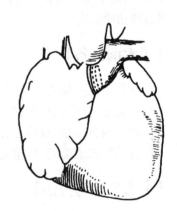

图1-79　右心房-肺动脉连接

(2)右心房-右心室流出道吻合:适用于右心室流出道无狭窄,肺动脉瓣环和肺总动脉无狭窄或主动脉与上腔静脉间无空隙,不适合于右心房顶部与肺动脉吻合者,多为Ⅰb和Ⅰc型患者。手术方法有右心房作"门"形切口,心房壁翻向右心室流出道切口,与切口下边缘作吻合,前壁用心包补片覆盖,形成通道。此外有右心房与右心室之间安放外导管,可在体外循环下作右心室切口,切除漏斗腔内肥厚肌肉,室间隔缺损直接缝合或补片修复。经右心房切口,用补片闭合房间隔缺损。最后用涤纶织片或Cortex外管道吻合右心房与右心室漏斗部(图1-80)。

(3)全腔静脉与肺动脉连接术:近年来通过大量病例观察到Fontan手术后易产生心律失常,分析原因主要是血液在右心房易形成涡流,损耗了能量,并证明了管道内线型流动的重要性及腔静脉压力足以承担肺循环的动力。故更多的研究者推荐使用全腔静脉与肺动脉连接手术(图1-81)。此方法为将上腔静脉离断,远端与右肺动脉吻合。而下腔静脉则通过心房内隧道或心房外管道和肺动脉分叉处吻合连接。此方法简便易行,对指征合适如Ⅰb型的患者手术成功率在95%以上。

手术时应注意:①尽可能保持右心房解剖和功能上的完整性,使之术后作为有效肺循环动力血泵和减少房性心律失常。②带瓣或无瓣外管道口径要足够大,6岁左右患儿为20 mm,而较大患儿为22~25 mm。管道在肝素化前抽血预凝,防止心跳后渗血。③放置管道位置应适当,避免胸骨压迫管道。④术毕右心房测压力,如超过25 mmHg和右心排出量低于 2 L/m²,应作上腔静脉和右肺动脉吻合,减低右心房压力。安置临时心脏起搏器控制心率。

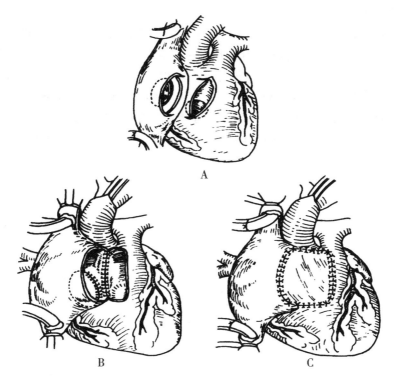

A.右心耳和右心室漏斗部吻合;B.吻合右心耳切口左缘与右心室切口右缘;
C.用心包补片覆盖切口前壁。

图 1-80　右心耳和右心室漏斗部吻合

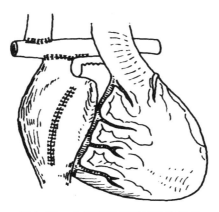

图 1-81　全腔静脉与肺动脉连接术

3.手术后处理

术后心肺功能监测,早期保持右心房压>2.0 kPa(15 mmHg),如不能维持应输血和血浆。低心排血量综合征时,应用多巴胺、异丙基肾上腺素或硝普钠等药物。术后早期渗血较多时,应及时应用新鲜血、血小板和纤维蛋白原。术后右心房压力增高,淋巴液回流受限可造成引流量增多,可用利尿剂和(或)洋地黄。术后抗凝2~3个月。

4. 术后疗效和预后

早期各种姑息手术疗效欠佳,以 Glenn 手术效果最好,近年来通过改良 Fontan 手术,平均死亡率为10%~20%。病例选择严格按照 Choussat 10 条标准者,死亡率为0~7%。手术后右心房压力高,手术死亡率和并发症发生率明显增高。晚期死亡率为6%,原因多为左心衰竭、心律失常、右心衰竭等。再手术率为9%,多由于残余分流和右心房与肺动脉连接的阻塞。长期效果满意,心功能Ⅰ和Ⅱ级占92%,97%的患者可恢复工作和学习,5%需应用药物。手术后1年、5年、10年和15年生存率分别为72%、68%、61%和50%。

第二章 风湿性瓣膜疾病与缩窄性心包炎

第一节 二尖瓣狭窄

正常二尖瓣质地柔软,瓣口面积为 $4 \sim 6$ cm^2。当瓣口面积减小为 $1.5 \sim 2.0$ cm^2 时为轻度狭窄;$1.0 \sim 1.5$ cm^2 时为中度狭窄;<1.0 cm^2 时为重度狭窄。二尖瓣狭窄后的主要病理生理改变是舒张期血流由左心房流入左心室时受限,使得左心房压力异常增高,左心房与左心室之间的压力阶差增加,以保持正常的心排血量。左心房压力的升高可引起肺静脉和肺毛细血管压力的升高,继而扩张和淤血。此时患者休息时可无明显症状,但在体力活动时,因血流增快,肺静脉和肺毛细血管压力进一步升高,即可出现呼吸困难、咳嗽、发绀,甚至急性肺水肿。肺循环血容量长期超负荷,可导致肺动脉压力上升。长期肺动脉高压,使肺小动脉痉挛而硬化,并引起右心室肥厚和扩张,继而可发生右心室衰竭。此时肺动脉压力有所降低,肺循环血流量有所减少,肺淤血得以缓解。

单纯二尖瓣狭窄时,左心室舒张末期压力和容积正常。多数二尖瓣狭窄患者在运动时左心室射血分数升高,收缩末期容积减低。约有 1/4 的二尖瓣狭窄严重者出现左心室功能障碍,表现为射血分数和其他收缩功能指数的降低,这可能是慢性前负荷减小的结果。多数二尖瓣狭窄的患者静息心排血量在正常范围,运动时心排血量的增加低于正常;少数严重狭窄者静息心排血量低于正常,运动时心排血量不增加反而降低,其主要原因除了二尖瓣狭窄外,还有左、右心室功能均已受损。此外,由于左心房扩大,难于维持正常的心电活动,故常发生心房颤动。心室率快的快速心房颤动可使肺毛细血管压力上升,易加重肺淤血或诱发肺水肿。

随后出现瓣膜交界处和基底部炎症水肿和赘生物形成,由于纤维化和(或)钙质沉着,瓣叶广泛增厚、粘连,腱索融合、缩短,瓣叶僵硬,导致瓣口变形和狭窄,狭窄显著时成为一个裂隙样的孔。按病变程度分为隔膜型和漏斗型。隔膜型主瓣体无病变或病变较轻,活动尚可;漏斗型瓣叶明显增厚和纤维化,腱索和乳头肌明显粘连和缩短,整个瓣膜变硬呈漏斗状,活动明显受限,常伴有不同程度的关闭不全。瓣叶钙化进一步加重狭窄,并可引起血栓形成和栓塞。先天性的二尖瓣狭窄,其瓣叶增厚、交界融合、腱索增厚或缩短、乳头肌肥厚或纤维化,瓣上可有狭窄环,瓣下可有纤维带。最具特征性的是只有一个乳头肌的二尖瓣"降落伞状"畸形,两个瓣叶的腱索都连接在此乳头肌上,整个瓣膜形如"降落伞"。

【术式发展过程与现状】

1983 年,John 等报告 3 724 例二尖瓣闭式扩张分离术,患者主要为青年和瓣膜活动良好的单纯二尖瓣狭窄者,术后早期死亡率为 3.8%,死亡的原因为心力衰竭和严重心律失常。98% 的患者手术结果满意。术后 6 年、12 年、18 年与 24 年生存率分别为 94.0% 、89.4% 、85.0% 和 78.3%。10 年复发率为 26.91%,晚期死亡率 4.3%,晚期常见的死亡原因为进行性心力衰竭。由于体外循环与心肌保护技术的进展,闭式扩张分离术的病例日益减少。有的国家甚至已不采用这种闭式手术,而施行二尖瓣狭窄直视切开和解除瓣下病变的方法,比闭式扩张分离术的疗效更为确切。

直视手术不仅可切开二尖瓣交界处的融合,清除钙化灶,提高瓣膜的活动性,并能分离瓣下腱索与乳头肌的粘连与融合。若狭窄伴有关闭不全,可加做瓣环成形术。1993 年,Herrera 等报告 159 例二尖瓣狭窄直视切开成形术的效果,术后 15 年与 18 年的累计生存率分别为 89.4% ±3% 与 75.2% ±10.8%。晚期死亡率为 9.5%。7% 的患者因病变复发需再次手术。影响直视二尖瓣切开术远期疗效的主要原因是瓣口面积得到改善的程度和二尖瓣结构的病理变化状态。瓣口面积的增加不单纯取决于手术,而且也与瓣叶病变的程度,特别是钙化与瘢痕化的严重程度,以及腱索增粗融合所造成瓣下梗阻的情况有关。术后若有残余压力阶差和二尖瓣关闭不全,必将影响术后的疗效。尽管直视手术的早期与中期手术效果良好,但由于风湿热的发作,瓣膜结构的破坏性病变逐渐加重,部分患者需再次手术作二尖瓣置换术。

1999 年,德国学者 Detter 等随访二尖瓣狭窄交界分离术 35 年的远期疗效,1955—1977 年共行手术 183 例,其中闭式扩张术 143 例(A 组)和直视切开术 40 例(B 组)。早期死亡率 7.0%(A 组)与 7.5%(B 组)。术后 10 年、20 年与 30 年的生存率分别为 89% 、67.8% 与 49.1%(A 组)和 91.7% 、66.7% 与 45.4%(B 组),两组没有显著的差别。晚期死亡的主要原因为术前心功能分级、心房颤动、高龄、手术前瓣膜反流和瓣叶钙化程度。表明闭式二尖瓣狭窄交界分离术与直视交界切开术,是治疗二尖瓣狭窄可供选择的方法,但是直视手术的再手术率与瓣膜有关的并发症发生率显著较闭式手术低。没有钙化的单纯二尖瓣狭窄,直视交界切开术有很好的适应证。

绝大多数二尖瓣狭窄是风湿热的后遗症。极少数为先天性狭窄或老年性二尖瓣环或环下钙化、心脏肿瘤、恶性类癌综合征等。二尖瓣狭窄患者中 2/3 为女性。约 40% 的风湿性心脏病(风心病)患者为单纯性二尖瓣狭窄。

【手术适应证与禁忌证】

1. 二尖瓣置换术的适应证

(1)病史：风湿性二尖瓣狭窄，风湿热反复发作，二尖瓣瓣叶及其瓣下结构已有较为严重的病变。年龄在45岁以上，症状明显，NYHA心功能分级在Ⅲ级以上。

(2)血栓和栓塞：患者虽无症状，但反复发生动脉栓塞，且对抗凝治疗反应不佳或左心房发现有血栓。

(3)感染性心内膜炎：因炎性改变引起瓣膜损害，赘生物堵塞瓣口导致其狭窄，需手术彻底清除赘生物及感染的瓣叶与瓣下结构，根除病灶，因此通常施行瓣膜置换术。感染性心内膜炎伴赘生物患者，不论感染是否得到控制，都应及早手术。

(4)尖瓣叶结构病理形态学改变：瓣环、瓣叶及交界严重钙化；二尖瓣叶严重纤维化、僵硬、失去柔软性和活动性，瓣下腱索、乳头肌严重缩短、粘连、融合，不能施行成形术患者。

(5)球囊扩张、闭式扩张或直视切开术后再狭窄：再狭窄几乎都发生于先前手术创伤的部位，交界区粘连、纤维化甚至严重钙化，前后瓣叶及瓣下结构融合，界限不清。

(6)二尖瓣狭窄伴关闭不全：如关闭不全较明显，不能通过环缩术或加放成形环纠正者；或瓣下结构病变严重，不能通过修复术消除关闭不全者。

2. 二尖瓣置换术的禁忌证

二尖瓣狭窄患者行二尖瓣置换术，本身并无绝对禁忌证，只是说明疾病发展到一定的严重程度，手术的危险性显著增加。

(1)脑栓塞：脑栓塞是风湿性二尖瓣狭窄常见的并发症之一，其疾病过程可分为坏死水肿期、吸收期和瘢痕形成期，全程一般6～8周。为避免体外循环可能增加的脑损害以及二尖瓣置换术后抗凝治疗的困难，此类患者一般宜在2～3个月之后择期手术。

(2)心源性恶病质：二尖瓣狭窄引起心源性恶病质，表明患者除心脏瓣膜问题外，全身各器官如肝、肾、肺也受损，内分泌、免疫、代谢系统均失调。此类患者能否耐受手术，则与充分的术前准备、正确恰当的术后处理密切相关。

(3)风湿活动：风心病二尖瓣狭窄如有风湿活动，说明风湿性心肌炎仍在持续存在，甚至恶化。心功能稳定者，一般应在控制风湿活动后3～6个月择期手术，若风湿活动难以控制，有心力衰竭或心功能恶化者，则应限期手术。

(4)小左心室严重：二尖瓣狭窄的患者，如病程很长、风湿活动反复发作，左心室严重萎缩，心肌高度纤维化，左心室功能受损，此类患者术后易发生低心排血量综合征与严重心律失常，手术危险性高。

(5)严重肺动脉高压：严重肺动脉高压不是二尖瓣置换术的禁忌证，但有肺小动脉梗阻性病变时，提示肺小动脉已是器质性改变，此类患者常伴有右心衰竭及功能性三尖瓣关闭不全，手术危险性高。

【手术前准备】

1. 控制心力衰竭

减少患者的活动,应用强心、利尿药物增加心肌收缩力并降低心脏负荷,静脉滴注极化液(GIK)、能量合剂或1-6 二磷酸果糖(FDP)等。

2. 处理慢性感染病灶

对有慢性感染病灶如慢性牙周炎、中耳炎、鼻窦炎等,要予以适当治疗,以预防术后感染性心内膜炎的发生。

3. 营养支持

对营养不良甚至心源性恶病质的患者,应积极加强营养支持,术前输入适当的新鲜血或血浆,必要时用少量糖皮质激素增加食欲,改善全身状况。

4. 合并心外疾病的处理

对合并糖尿病、甲状腺功能亢进、消化道溃疡的患者,术前要控制好糖尿病及甲状腺功能亢进,如消化道溃疡有出血病史,应继续应用抗溃疡药物达到治愈的标准,必要时先手术治疗溃疡病。有慢性肾功能衰竭者,术前行血液透析或腹膜透析治疗。

【手术步骤与方法】

胸部正中切口,切开心包,心外探查心脏及大血管,建立体外循环。心肌保护方法同直视二尖瓣交界切开术。术中左心房引流管一般在心脏停搏前放置,但在明确的或怀疑有左心房血栓者,在转流开始后,暂不插入左心房引流管,待主动脉阻断后再放入左心房引流管,以免造成血栓脱落,引起体循环动脉栓塞。

1. 显露二尖瓣的径路

(1)房间沟径路适用于左心房扩大的患者。解剖房间沟,沿房间沟纵行切开左心房,上下端各向后方延伸,使切口位于上、下腔静脉的左后方,充分显露二尖瓣。

(2)右心房-房间隔径路适用于左心房小、右心房大,或需探查三尖瓣或二次心脏手术的患者。距左房室环1.5 cm 左右处纵行切开右心房前壁,切口上至右心耳、下到下腔静脉开口的左侧,然后沿卵圆窝的右侧切开卵圆窝及其上支,显露二尖瓣,此切口距二尖瓣较近,显露较好。

2. 切除瓣膜与缝合瓣膜

仔细探查二尖瓣的病变,决定行二尖瓣置换后,切除二尖瓣。用 Kock 钳夹住前瓣叶,向右上牵引瓣叶,显露与辨清瓣叶与瓣环,有时用 Kock 钳难以控制住瓣叶时,可在前瓣叶体部缝一根线作牵拉显露用。在二尖瓣前叶基部中点,距瓣环3 mm 处用尖刀作定点切开,再逐步向两侧扩大切口,切除前后瓣叶,然后于乳头肌顶部剪断与之相连的腱索,去除病变的二尖瓣。

二尖瓣缝瓣线为双头针(7×17)带垫片的 2-0 涤纶线,采用间断褥式外翻缝合,心房面进针,心室面出针,一般全周缝合 12 ~ 16 针。缝毕反复冲洗心房、心室腔,吸除碎屑,切除残留飘浮的细长腱索。把每对缝线依次缝于人造瓣膜的缝环上,并分成四组提起拉紧,再把人造瓣膜推下落座,移去持瓣器,先分别于前、后瓣叶中点对称打结两针,然后顺序结扎每根缝线。剪去缝线,检查人造瓣膜的瓣叶开放与关闭是否灵活、受限。

缝合瓣膜的方法还有连续缝合、间断缝合或 8 字缝合,但间断褥式缝合法固定牢靠,应用最为普遍。连续缝合可节省缝合打结的时间,术后线结少,应用也较多。

3.缝合左心房切口

房间沟切口可用间断交锁褥式或连续缝合法缝合。切口的最后一针打结时,撑开该针处的局部切口,请麻醉医师持续膨肺增加左心房回心血量,驱除心腔内气体。采用右心房–房间隔径路时,房间隔连续缝合并排气,右心房切口连续缝合。

4.心脏复跳与脱离体外循环

心内手术结束,患者取头低位,放置排气槽针头,缓慢开放主动脉阻断钳,排除心脏内气体后,若心脏自动复跳,应继续辅助循环(一般为主动脉阻断时间的 $1/3 \sim 1/2$)。如不能复跳,可电击除颤。当心脏复跳后,松开上、下腔静脉束带。如心脏收缩有力,则逐渐减少腔静脉至体外循环机的引流量,相应地减少灌注流量,并监测左心房压与中心静脉压,待其左心房压力达到正常范围,同时动脉压也维持在正常范围,鼻咽温在 36 ℃ 以上,即可逐步停止体外循环。详细检查心脏切口没有明显出血,即可拔除左心房减压管与上、下腔静脉插管。经升主动脉插管逐渐补充体外循环机内的剩余血液,然后拔除升主动脉插管,按术中应用的肝素量用鱼精蛋白中和。

5.术后早期处理

(1)术后常规监测:术后继续监测动脉压、心电活动,并利用术中放置的右心漂浮导管,监测中心静脉压、肺动脉压、肺毛细血管楔压,测定心排出量指数。当心动过缓时,通过术中放置的临时起搏导线起搏以增快心率。

(2)循环系统的处理:常规应用正性肌力药物多巴胺、多巴酚丁胺及米力农等,酌情应用血管扩张药物如硝普钠、酚妥拉明等。逐步补充血容量,以右心房压达到 $8 \sim 12$ mmHg,左心房压达 15 mmHg 为宜。血容量的补充以输注全血或血浆为主,尽量限制晶体入量,当血细胞比容达 35%~40% 时,以输血浆为主,否则输红细胞或全血。心率>80 次/min 时,每日可用毛花苷 C 0.2~0.3 mg。

(3)呼吸系统的管理:术后常规呼吸机支持呼吸,保持并使患者安静,一般应用丙泊酚、芬太尼或吗啡,必要时加用肌肉松弛剂如阿曲库铵等。根据血气分析结果,调整呼吸机有关参数,维持酸碱平衡。定时吸痰,清除呼吸道分泌物。

(4)防治心律失常:二尖瓣置换术后常见的心律失常有心动过缓、室上性心动过速、室性期前收缩以及室性心动过速、心室颤动,后者为患者术后早期死亡原因之一。术中常规放置心外膜临时起搏导线,术后心动过缓或伴有室性期前收缩者,可通过调整起搏心率在 90~110 次/min,控制室性期前收缩的出现,并能维持心排出量。如术前有三度房室传导阻滞,术中可安置永久性起搏器。提高心率的药物一般用异丙肾上腺素。室上性心动过速如超过 120 次/min,可用毛花苷 C 0.2 mg 静脉注射;心率>140 次/min 可静脉缓慢注射胺碘酮、维拉帕米等。对频发室性期前收缩或有短阵室性心动过速者,可静脉持续滴注胺碘酮、利多卡因 48~72 h,可有效地控制室性心律失常。对于心律失常,首先应寻找原因,如电解质紊乱、酸碱失衡、血容量不足等,在处理了发病原因之后,心律失常仍得不到改善时,再应用相应的药物处理,不要治标不治本。

(5)维持水、电解质及酸碱的平衡:体外循环的预充液及体外循环中的非生理性循环灌注,使术后细胞外液量增加,因此术后必须严格控制晶体入量,以减轻肺、心等重要器官组织间质的水肿,改善心肺功能。二尖瓣狭窄患者,术前长期应用利尿剂,体内总体钾水平偏低,加上体外循环的影响和术后利尿作用,常导致术后低血钾,引起严重心律失常。在补充血清钾的同时,应适当地补充钙及镁,并根据化验结果及时改善营养不良。心功能差的患者常出现低钠,如不及时纠正可引起低钠综合征。低钠可用 3% NaCl 静脉滴注纠正之。术后酸碱平衡的紊乱以代谢性酸中毒、代谢性碱中毒及呼吸性碱中毒多见,有时合并存在。代谢性酸中毒主要由低血压和(或)缺氧引起,可用碳酸氢钠纠正之,但要注意纠正原发病因,这样才能得到根本纠正。大量输注库血或血浆后,因枸橼酸钠过多引起代谢性碱中毒,可用盐酸精氨酸静脉滴注纠正之。呼吸性碱中毒主要为呼吸机参数调整不当所致,调整后容易纠正。对于酸碱平衡的紊乱,在消除原发病因的基础上,用药物等纠正时,应复查血气结果,直到纠正至基本正常为止。

(6)呼吸道管理:二尖瓣置换术后常规呼吸机支持呼吸,并加强呼吸道的湿化与吸痰,清除呼吸道分泌物。对于肺动脉高压者,适当应用呼气末正压(PEEP)5 ~ 8 cmH_2O,并适当延长呼吸机支持时间,防止缺氧,以减轻心肺负担,改善心肺功能。对心力衰竭者,也应适当延长呼吸支持时间,帮助患者心肺功能的恢复。

(7)预防感染:术后应对留置的 Swan-Ganz 导管、静脉输液管、动脉测压管、导尿管、纵隔心包引流管等进行严格的无菌护理。注意切口、尿路、口腔、呼吸道及皮肤的护理,防止感染和压疮等。术后常规应用大剂量广谱抗生素 2 ~ 3 d,长期应用者,应同时用抗真菌药物。

6. 二尖瓣置换术后抗凝处理

除植入无支架的同种瓣膜术后不需抗凝治疗外,应用目前任何一种人造瓣膜作二尖瓣置换术后都需抗凝,但抗凝方法及时间长短有别。生物瓣因术后 4 ~ 6 个月内,其血栓栓塞并发症发生率与机械瓣基本相似,因此术后半年内要进行抗凝治疗。如合并心房颤动,则最好终身抗凝。机械瓣均应终身抗凝。

抗凝方法:二尖瓣置换术后,纵隔、心包引流管拔除后第 2 天,一般为术后第 3 ~ 4 天,开始服用华法林片,首剂 5.0 ~ 7.5 mg,第 2 天 5 mg,第 3 天根据测定的凝血酶原时间(PT)决定用药量,大多数患者的华法林用量在 1.875 ~ 3.75 mg,少数特殊的患者用量较大(6.125 mg)或特别小(0.625 mg),一般要求 PT 值为正常对照值的 2.0 倍,INR 常在 2.0 ~ 2.5 之间。调整药量使 PT 值稳定一般需 7 ~ 10 d。对于有胸管、气管插管或气管切开的患者,可延长抗凝治疗的开始时间,直到拔除这些管道后才开始抗凝。

7. 二尖瓣置换术后风湿热的防治

风湿性二尖瓣狭窄行二尖瓣置换术后,解除了二尖瓣的机械性梗阻,但不能根除风湿热及其对心脏的影响。风湿热与溶血性链球菌感染有关,因此,青少年完成二尖瓣置换术后,应预防性给予长效青霉素,一般每月注射 1 次,持续 3 ~ 5 年。一旦有风湿热出现,应立即加强抗感染与抗风湿活动的治疗措施。

8. 术后并发症

（1）低心排血量综合征：低心排血量综合征仍是二尖瓣置换术后的主要并发症。常见的原因有心肌收缩无力、代谢性酸中毒、严重心律失常、严重肺动脉高压及三尖瓣关闭不全处理不当等。低心排血量综合征的处理主要是先查明原因，在消除病因的同时采取必要的治疗措施。主要治疗措施包括：根据右心房压、肺毛细血管楔压，逐渐补足有效循环血容量，对心肌收缩无力者，除常规应用多巴胺、多巴酚丁胺[$5 \sim 15$ μg/（min·kg）]外，可加用肾上腺素[$0.05 \sim 0.2$ μg/（min·kg）]及米力农等，增强心肌收缩力。如心动过缓，可用异丙肾上腺素提高心率，或应用心外膜临时起搏器增加心率。同时应用小剂量血管扩张药物如硝普钠、酚妥拉明等扩张血管，减轻心脏的负荷。而对严重肺动脉高压，可应用 NO 吸入、前列腺素 E_1（PGE_1）以扩张肺动脉。药物不能控制心力衰竭时，可应用主动脉内球囊反搏（IABP）或用离心泵左心转流，纠正心力衰竭。酸中毒时应尽早纠正，并定时复查血气。低心排血量综合征导致肾功能不全或肾衰时，应一边应用利尿剂，一边行腹膜透析甚至血液透析，以清除体内代谢产物及潴留水分，促进心、肾功能的恢复。

（2）血栓栓塞：血栓栓塞是瓣膜置换术后的严重并发症，其诱发原因虽有多种，但主要与抗凝不当、心房颤动、巨大左心房及左心功能下降有关。人造瓣膜上小血栓形成，可不影响瓣口面积或瓣叶的活动，血栓逐渐增大，可引起瓣膜口狭窄或瓣叶关闭不全，发生急性肺水肿，经超声诊断明确后，应行急症手术。血管栓塞以脑栓塞最为常见，冠状动脉、四肢血管、肾动脉及肠系膜动脉等也可发生。脑栓塞须与脑出血相鉴别，CT 检查可以明确诊断。如血栓栓塞系抗凝剂用量不足引起，应调整双香豆素类药物的用量，或加用双嘧达莫、阿司匹林等，以减少血栓栓塞的发生率。对反复出现血栓栓塞并表明与人造瓣膜有关者，应考虑重新换瓣。作者曾遇有 3 例国产人造瓣膜的大块血栓，引起瓣膜狭窄或关闭不全，重新置换人造瓣膜后情况良好。对心房颤动患者，要尽量用药物或体外电除颤复律；对左心功能低下者，用药物改善其左心功能。

（3）出血：接受抗凝治疗的患者因口服抗凝剂过量，可导致出血，如患者有消化道溃疡、慢性结肠炎、肝病、凝血功能障碍、重症高血压或外伤等原因，可以使出血加重。一旦发生明显的出血，应立即停用抗凝剂；严重出血者，应静脉注射维生素 K_1 20 mg，中止双香豆素类的抗凝作用，并针对出血病灶采取相应的治疗措施。

（4）瓣周漏：常因缝线撕裂瓣环、缝合位置不当如仅缝于瓣叶上、缝线断裂、清除瓣环钙化时造成组织缺损、组织脆弱而未加修补或使用型号不匹配的人造瓣膜所致。二尖瓣置换术后瓣周漏可表现为心尖部全收缩期杂音，有时呈喷射性，偶尔可无明显杂音，彩色多普勒超声心动图有助于明确诊断，必要时可行左室造影。

瓣周漏患者如有心力衰竭症状、溶血或瓣周感染，应予手术治疗。手术时可直接修补，但大多数患者需重新换瓣。瓣周漏裂口较小，未产生临床症状的患者一般可暂不手术。

第二节 二尖瓣关闭不全

【术式发展过程与现状】

心脏瓣膜置换还没有常规进行时,不同形式二尖瓣环成形术就被探索研究,但许多患者预后不理想。自1961年人造瓣膜置换术施行以后,瓣环成形术虽几乎完全被舍弃,但仍有不少学者坚持研究有选择性地施行瓣环成形术。1965年Reed等报道了一种不对称的瓣环成形技术,不但折叠前瓣环的一小部分,而且还折叠后瓣环的大部分,环缩瓣叶交界区使瓣口周径缩至约6 cm。1980年他们总结收集了196例瓣环成形患者的资料,仅8%患者需要再手术,血栓栓塞很少见。1992年Czer报告60例冠心病伴二尖瓣关闭不全(MR)患者的治疗结果,27例应用Carpentier加瓣环成形技术,33例应用Kay交界区环缩的瓣环成形方法。加瓣环成形法缩小二尖瓣环较交界区环缩法更明显,MR的纠正效果更好,为96% vs. 67%,而两组的1年生存率和临床症状的改善是相似的。文献报道的瓣环环缩成形术的结果是好的,但是是有限的,因大部分MR的患者伴有瓣叶和腱索的异常,这些都不是简单瓣环成形能处理的。纽约大学系列报道资料表明,仅仅约10%的患者仅需瓣环环缩的处理,但在主要因瓣环扩大引起的MR患者中,瓣环环缩成形术是外科矫正可行的和有效的方法。瓣环环缩成形技术在一些选择性的患者中应该被考虑为一种可行的方法。

1978年Duran等首先报道一种软质成形环,其设计更类似于正常的二尖瓣环,在收缩期可缩小25%。两个重要的有关软、硬成形环的比较性研究的详细资料报道如下。1991年David将25例患者随机分为两组,一组用软质成形环,一组用硬质成形环。术后2~3个月进行对比研究,结果表明,用软质环组收缩末容积缩小更明显,其他测定指标无差别。术后1年,17例被随访,结果显示两组间无差别。

1993年Castro等报道了其实验研究结果,应用多处钽标记测定用硬质或软质成形环后的左心室容积及其形态,并应用独立于负荷变化的指标去评价整体或局部收缩功能。结果显示,两种成形环都不损害左心室功能,两组间无差别。一般资料都表明,软、硬质成形环对心功能都有良好的保护。

【手术适应证与禁忌证】

1. 左心室功能正常的有症状患者

尽管超声显示左心室功能正常[射血分数(EF)>60%,左心室收缩期末内径(ESD)<45 mm],但有充血性心力衰竭症状者需要手术。伴轻度症状和重度MR的患者应该施行手术,尤其是二尖瓣能够修复而不需瓣膜置换时。修复术的可行性取决于几个因素,包括瓣膜的解剖改变和手术专家的技能。成功的外科修复术能够改善症状、保护左心室功

能并避免人造瓣膜的问题。当修复不可行时,保留瓣下结构的二尖瓣置换术(MVR)应该能减轻症状和维护左心室功能。

2. 左心室功能不全的无症状或有症状患者

无症状患者的手术时机选择是有争论的,但是大部分学者认为,超声心动图显示有左心室功能不全时,二尖瓣手术即有指征。其中包括 LVEF ≤60% 和(或) LVESD ≥45 mm。此时手术可能会预防左心室功能的进一步恶化并改善寿命。虽然修复术有很明显的优势,但修复或瓣膜置换都能达到上述目的。虽然一些学者推荐稍低的射血分数阈值(55%),但是必须强调,不像主动脉瓣关闭不全(AR)患者行主动脉瓣置换术(AVR)的手术时机,慢性 MR 者左心室射血分数不应降低至正常低限。术后生存方面的资料表明,左心室射血分数较收缩末直径有更强的说服力,而射血分数和收缩末直径两个都影响术后左心室功能和心力衰竭的发生。其结果也受左心室室壁厚度/半径比值的影响。

有症状伴左心室功能不全者(EF≤50%,ESD≥45 mm)应该推荐行二尖瓣手术。

有症状伴严重左心室功能不全者的手术决定常是临床上棘手的问题,关键是左心室功能显著减退的 MR 的患者是否仍有手术指征。常有这样的病例,如原发心肌病致继发性 MR,还是原发性 MR 致继发性心功能不全,二者的区别很困难。在后者,如果二尖瓣修复术有可能,只要射血分数≥30%,手术仍然值得考虑。即使这类患者可能有持续性的左心室功能不全,但手术能改善症状及预防左心室功能的进一步恶化。

3. 左心室功能正常的无症状患者

如上所述,严重反流的瓣膜的修复在无症状伴正常左心室功能者中可以考虑,其目的是保护左心室容积和功能及预防慢性 MR 的后遗症。虽然没有资料表明将此意见推荐到所有患者,但一些有经验的中心正将这积极的态度推荐给修复术成功可能性较大的患者。这个方法常推荐给新近发展的重度 MR 而血流动力学稳定的患者,如腱索断裂患者。无症状慢性 MR,而近来出现意外事件或慢性心房颤动患者也建议用此手术治疗,但必须是瓣膜修复术成功可能性较大的患者。

4. 心房颤动

心房颤动是与 MR 有关的常见的、潜在性的病态的心律失常。术前心房颤动是降低慢性 MR 者术后长期生存的独立的预测因素。二尖瓣术后持续心房颤动可能导致血栓栓塞和因需抗凝而部分抵消了二尖瓣修复术的优点。成功的二尖瓣术后发生持续心房颤动的预测因素是心房颤动>1 年和左心房内径≥50 mm。有研究报道,即使更短时间的术前心房颤动(3 个月)也是二尖瓣修复术后持续心房颤动的一个预测因素;术后持续心房颤动发生在 80% 的术前心房颤动≥3 个月的患者中,但术前心房颤动<3 个月者,术后没有发生心房颤动。产生心房颤动者通常也表现其他症状或功能改变,这些表现将成为二尖瓣修复或二尖瓣置换术的根据。许多临床工作者考虑,意外事件或慢性心房颤动的出现即是手术指征之一。

【手术前准备】

1. 控制心力衰竭

减少患者的活动,应用强心、利尿药物增加心肌收缩力并降低心脏负荷,静脉滴注

GIK、能量合剂或 FDP 等。

2.处理慢性感染病灶

对有慢性感染病灶如慢性牙周炎、中耳炎、鼻窦炎等,要予以适当治疗,以预防术后感染性心内膜炎的发生。

3.营养支持

对营养不良甚至心源性恶病质的患者,应积极加强营养支持,术前输入适当的新鲜血或血浆,必要时用少量糖皮质激素增加食欲,改善全身状况。

4.合并心外疾病的处理

对合并糖尿病、甲状腺功能亢进、消化道溃疡的患者,术前要控制好糖尿病及甲状腺功能亢进,如消化道溃疡有过出血病史,应继续应用抗溃疡药物达到治愈的标准,必要时先手术治疗溃疡病。有慢性肾衰者,术前行血液透析或腹膜透析治疗。

【手术步骤与方法】

1. 选择性瓣环成形术

目前常用的瓣环成形技术有交界区折叠缩环术、Reed 法缩环术及后瓣环半荷包缩环术。

(1)交界区折叠缩环术:在交界区做褥式缝合,跨入后瓣叶侧瓣环的距离大于前瓣叶侧,均在瓣环进针,此法常用于矫正局部关闭不全。

(2)Reed 法缩环术:在二尖瓣前外角和后内角处,分别作一穿过前叶基部纤维三角和后瓣叶瓣环的褥式缝合,两个褥式缝线在前叶侧距中点均为 2 cm 左右,而在后叶侧距后叶中点均为 1 cm 左右。

(3)后瓣环半荷包缩环术:在后瓣叶瓣环作两个半荷包缝合,两端加垫片。收缩缝线使瓣口能宽松地容纳示指和中指,然后结扎。

2. Carpentier 成形环的应用

二尖瓣的面积可以用 Carpentier 测量器测定,以选择拟植入成形环的型号大小。目的是纠正后瓣叶瓣环的异常扩大。通过测定两交界点间距离选择成形环。成形环的横截面积应该相当于前瓣叶的面积。

选择了合适型号后,通过在二尖瓣环上切线位间断缝合 12～14 针,植入成形环。尤其要注意的是缝针必须缝在二尖瓣瓣环上,不能缝于瓣叶组织上。同时必须小心,进针过于靠瓣环外易损伤前瓣环上方仅 2～3 mm 处的主动脉瓣叶以及后外侧的左冠脉回旋支。

成形环植入固定后,用注射器向左心室注入生理盐水,观察瓣叶活动及关闭情况,理想的修复为二尖瓣叶在成形环平面上方约 5 mm 水平关闭。如果仍有局部的关闭不全,可以考虑附加一些操作,如折叠、瓣叶小脱垂区的三角形切除、延长腱索的缩短等。一些情况下,成形环从瓣环上部分裂开,因此有时在成形环的四角上各加一带垫片的间断褥式缝合,将左房壁或瓣环与成形环加固。

术中常规应用经食管超声心动图检查来评价瓣膜的残余关闭不全,探测有无左心室流出道梗阻,如果超声心动图显示有左心室流出道梗阻,术后应插针测出左心室-升主动脉间的压力阶差。

第三节　主动脉瓣狭窄

【术式发展过程与现状】

1914 年,Tuffler 首先尝试了经主动脉以手指扩张主动脉瓣的方法解除主动脉瓣狭窄。1947 年,Smithy 和 Parker 报道了主动脉瓣狭窄切开术的实验研究。1952 年,Bailey 等报道了临床应用机械扩张器经左心室径路施行主动脉瓣狭窄扩张术并获得成功。1955 年,Ellis 和 Kirklin 使用一种缝合于主动脉壁上的"套袖",以手指扩张狭窄的主动脉瓣,在部分患者中取得成功。这些早期的手术方式均是在无体外循环条件下的大胆尝试,但均未取得实质性效果,因此也未能进一步推广应用。

1954 年,Gibbon 成功研制出体外循环机,这一革命性的进展使得许多心脏疾病的手术治疗切实成为可能。1960 年,Kirklin 和 Mankin 在直视下进行了主动脉瓣钙化斑清除和主动脉瓣切开术,首次实现对主动脉瓣狭窄较为精确的手术处理。1960 年,Starr 和 Harken 各自独立成功地实施了原位主动脉瓣置换术,将笼球形人工瓣膜植入于冠状动脉开口以下位置。这一技术得到迅速的推广应用,成为主动脉瓣狭窄的外科治疗的标准术式。

单纯的主动脉瓣狭窄多见于男性患者,常见的病因包括退行性变、先天性畸形,风湿性病变较少见。在成年人中,风湿性主动脉瓣狭窄缩窄的比例最小,瓣膜的风湿性病理损害可引起瓣叶交界的融合,使瓣膜开口面积缩小,从而引起主动脉瓣狭窄。风湿性主动脉瓣狭窄很少单独发生,常伴有二尖瓣狭窄。

【手术适应证】

2006 年美国心脏病学会(ACC/AHA)总结了心脏瓣膜病的处理原则,提出了主动脉瓣狭窄患者施行主动脉瓣置换术的手术适应证。

绝对适应证:①重度主动脉瓣狭窄,并有临床症状;②重度主动脉瓣狭窄(无论有无症状),同时需行冠状动脉旁路术、主动脉手术或其他心脏瓣膜手术;③重度主动脉瓣狭窄合并左心室收缩功能下降(EF<50%)。

相对适应证:①中度主动脉瓣狭窄,同时需行升主动脉手术、冠状动脉旁路术或其他心脏瓣膜手术;②需行冠状动脉旁路术的轻度主动脉瓣狭窄,同时有中到重度的瓣膜钙化;③重度主动脉瓣狭窄,虽无临床症状,如有下列表现之一,可以考虑手术。运动试验时有异常反应(如症状出现、发生低血压或心电图心肌缺血改变);病情迅速进展的可能性较大(年龄因素、瓣膜钙化、合并冠心病);主动脉瓣瓣口面积<0.6 cm^2;平均跨瓣压差>60 mmHg;跨瓣血流速度>5.0 m/s。

对于无症状病例的手术指征仍有争议。鉴于外科手术的风险加上人造瓣膜植入后的远期并发症,主动脉瓣置换术对于无症状的病例,就消除猝死危险而言,能否真正给患者带来益处仍有待于证实,因此手术前对于无症状者,仔细鉴别出其中的猝死高危病例十分重要。目前对于无症状者,手术指征限于上述情况。

对于左心室收缩功能低下的病例,由其射血分数低下往往是由重度主动脉瓣狭窄而致左心室射血负荷过高而引起,在行主动脉置换术后,左心室功能可以改善或恢复正常。如果左心室射血分数低下是由心肌本身病变引起,则手术后患者症状改善不彻底,但患者的远期生存率仍较不手术病例有所提高。因此,主动脉瓣狭窄的病例,左心室射血分数低下并不是换瓣手术的禁忌证。但左心室射血分数低下的病例,手术风险、死亡率、围手术期并发症发生率均有所增加。对于主动脉瓣狭窄伴有冠心病引起的严重左心室收缩功能低下的病例,主动脉瓣置换手术应予慎重考虑,因为换瓣手术可能并不能改善此类病例的远期生存率。

【手术前准备】

常规术前准备与二尖瓣置换术相同,应特别注意以下问题。

1. 维持循环和心电稳定

重度主动脉瓣狭窄患者易发生猝死或晕厥,以及室性心律失常,必须维持电解质在正常水平。无心绞痛患者应禁用硝酸甘油、β受体阻滞剂或其他扩张小动脉的药物,否则会降低后负荷引发晕厥或低血压,或者减轻心率而影响心排量,也可以诱发猝死。对于有心绞痛的患者,可以酌情应用硝酸甘油。

2. 积极治疗心力衰竭

对于严重主动脉瓣狭窄无心力衰竭的患者禁用洋地黄制剂,否则可以加重左心室流出道梗阻,加重心力衰竭,但当有心力衰竭同时伴有左心室腔扩大时,可以应用洋地黄制剂或其他正性肌力药,这对纠正心力衰竭有较好的作用。无心力衰竭患者禁用利尿剂,否则因前负荷的降低,易出现低血压。当合并有心力衰竭时,可以应用利尿剂。

3. 纠正心律失常

严重主动脉瓣狭窄患者,尤其是老年患者易发生心房颤动,这将严重影响心排血量和冠状动脉血供,可诱发明显的左心衰竭。一旦发生快速心房颤动,应及时应用胺碘酮静脉注射,必要时加用毛花苷 C,控制心率在 80~100 次/min。对于药物难以控制的心房颤动,应考虑用电击复律。

4. 有无其合并心脏病

主动脉瓣狭窄患者,尤其是年龄 50 岁以上的患者易合并有冠心病,术前应常规作冠脉动脉造影。此外,动脉瓣狭窄患者也常合并有升主动脉狭窄后扩张,术前应做主动脉造影或磁共振检查,明确升主动脉扩张程度。

5. 有无颈动脉狭窄

老年性钙化性主动脉瓣狭窄患者,可以合并有颈动脉狭窄,尤其是 65 岁以上的患者,故术前应常规做颈动脉超声检查,必要时做血管造影或磁共振检查。确诊有重度颈动脉狭窄者,应同期手术。

【手术步骤与方法】

主动脉瓣狭窄的主要手术方法是行主动脉瓣置换术,仅在个别患有先天性主动脉瓣狭窄的小儿或青少年中,可以考虑行主动脉瓣交界切开术。

1. 基本方法

施行主动脉瓣置换术的常规方法是行胸骨正中切口。升主动脉远心端插入动脉灌注管,对升主动脉狭窄后扩张明显者,或需行升主动脉置换术者,可作股动脉插管。经上、下腔静脉分别插管或经右心耳插入右房双极引流管建立体外循环。经右上肺静脉放置左心引流管。心肌保护的基本方法是经主动脉根部灌注 800 ~ 1 200 mL 冷晶体停搏液,心脏停搏后改用经冠状静脉窦持续或间歇灌注冷血停搏液,也可采用经左、右冠状动脉开口间断(20 ~ 30 min)灌注冷血停搏液。

2. 主动脉切口

一般采用 3 种切口。

(1)横切口:距右冠状动脉开口上方 1.5 ~ 2.0 cm 处横行切开升主动脉前壁与侧壁,对于升主动脉较粗的病例该切口显露较好。

(2)曲棍形斜切口:从左前侧距升主动脉根部 2 cm 处开始切开,向右下延长至无冠状瓣中点上方 1.0 ~ 1.2 cm 止。该种切口适用于主动脉根部较细的患者。作者一般采用 S 形切口,而且必须适当地提高切口的位置,因为此处的主动脉壁较厚,缝合时不易撕裂出血。

(3)螺旋形切口:上端靠近主肺动脉,向右下延伸至无冠窦的上缘。该切口适应于主动脉瓣环较小的患者。

3. 显露主动脉瓣

主动脉瓣显露的方法主要有 3 种(详见第四节主动脉瓣关闭不全),对于有严重主动脉瓣钙化的患者,尤其是老年患者,因钙化严重,主动脉壁也比较脆弱,宜扩大主动脉切口,采用主动脉切缘置牵引线的方法。

4. 切除病变瓣膜

显露主动脉瓣后,用有齿钳夹瓣叶,一般同时钳夹右、无冠瓣叶,从右-无冠瓣交界始依次剪除右-无冠瓣交界、右冠瓣、无冠瓣、左-无冠瓣交界、左冠瓣及左-右冠瓣交界,保留瓣环及瓣叶残边 0.2 cm。部分病变的瓣膜常有广泛的瓣叶钙化,钙斑有时扩展到瓣环或邻近的心肌,左冠瓣或无冠瓣的钙化可侵犯二尖瓣前瓣;右冠瓣及无冠瓣的钙化可侵犯室间隔膜部,切除上述病变时,可先从瓣口将纱布条送至左心室堵住流出道,避免钙屑或组织碎片落入左心室内。切除瓣膜时不必先从交界开始,而应从钙化轻的部位,把瓣叶切开至瓣环基部,然后沿瓣环基部逐渐向两侧扩大,侵犯瓣环深部的钙斑可先部分切除,遗留部分则用小咬骨钳逐块取出。主动脉壁及心肌内钙化灶有时清除非常困难,可以用咬骨钳逐块清除,但不必完全清除,否则有可能导致主动脉壁穿孔、室间隔穿孔或损伤传导束,原则上仅清除影响缝合瓣环、瓣膜碟片活动或易脱落的钙斑。如清除瓣环钙化灶后遗留有较明显的缺损,可用自体心包片修复后,再行带垫式缝合瓣环。

5. 置换主动脉瓣

有关人造心脏瓣膜的选用、植入机械瓣或带支架生物瓣方法、无支架主动脉瓣置换方法以及同种主动脉瓣置换方法,详见第四节主动脉瓣关闭不全。

6. 缝合主动脉切口

严重主动脉瓣狭窄的患者往往有不同程度的升主动脉狭窄后扩张,尤其是老年患者,其主动脉壁薄而脆弱,如若缝合不当易导致术毕切口出血或切口缘撕裂并发根部大出血。在此种情况下,作者采用切口缘两侧用毛毡条加固缝合或切口缘两侧用自体心包条加固缝合,术毕在切口注射生物蛋白胶。通过这种方法,可以有效地防止切口出血或渗血。

7. 术中特殊情况的处理

主动脉瓣环窄小的处理:主动脉瓣环窄小在主动脉瓣狭窄的病例中并不少见,尤其是先天性主动脉瓣狭窄患者,或者是二叶主动脉瓣畸形合并有严重钙化者。尽管近年有文献报道成年人,特别是老年患者因主动脉瓣环窄小,采用 19 号与 21 号血流动力学性能良好的特殊 CarboMedics 双叶瓣和 St. Jude 双叶瓣,经术后检查如跨瓣压差<30 mmHg 者,并不影响手术患者的长期预后,但毕竟存在较大的跨瓣压差,对手术后左心室重构的恢复,以及晚期再发心肌肥厚均有一定的影响。因此,选择人造主动脉瓣大小的标准应该根据患者的体表面积来决定,如一个直径为 21 mm 的主动脉瓣对于一个体表面积为 2.0 m^2 的人来说太小了,但对于体表面积为 1.5 m^2 的个体来说却足够大了。根据体表面积选择主动脉瓣大小的基本要求是术后人工瓣膜的有效开口面积指数(EOAI)应该 $\geq$ $0.85 \text{ cm}^2/\text{m}^2$。如果 EOAI<0.80 cm^2/m^2,即可认为存在患者–人工瓣膜匹配失当(PPM)的问题。

(1)改进植入技术方法:主动脉瓣狭窄的患者切除病变瓣膜后,往往于交界处仍有纤维性增厚与融合,但常不引起外科医师的注意,或者经验不足不敢切开。作者应用小刀片沿交界处仔细切开,使瓣环交界处舒展后可增加瓣环的面积,同时,废除传统的跨交界褥式缝合方法,在交界邻近两侧做缝合,避免人为的缩环。此外,可采用单纯间断缝合或增加褥式缝合的针数(21~25 针),缩小缝合的针距,避免因缝合技术引起瓣环缩小。采用上述综合改进技术,一般可替换 21 号的人造瓣膜。

(2)人造瓣膜斜置法:升主动脉根部的 3 个瓣窦中无冠窦最大,其位置往往低于左冠窦和右冠窦的主动脉瓣环水平,而瓣窦水平是呈向外膨出的壶腹状,其直径明显大于瓣环的直径。鉴于这一解剖特点,可将人造瓣膜在无冠窦部位斜置于瓣窦水平,则能够植入比主动脉瓣环大一号的人造瓣膜。作升主动脉切口时右边应适当上移,即距无冠瓣窦上方 2 cm,在右冠瓣与左冠瓣环处仍按常规缝合瓣环,而在无冠瓣环处用带垫片缝针从主动脉壁外进针,人造瓣膜的缝环出针,缝妥后先作左、右冠瓣环的缝线打结,确认冠状动脉开口仍在缝环上方,然后结扎无冠瓣环上方的缝线,使人造瓣膜(双叶瓣或侧倾碟瓣)斜置,以替换成人型号的瓣膜。但应特别注意,避免因斜置而影响碟片的活动。这种方法尤其适用于植入生物瓣,植入单叶瓣时,其大开口应朝向无冠瓣区,植入双叶瓣后,则残留的无冠瓣环组织日后可能增生而影响碟片的活动,应对此特别注意。

第四节　主动脉瓣关闭不全

主动脉瓣关闭不全是指舒张期瓣叶不能对合或关闭不充分,由于瓣叶关闭不全,射出的血液又流回左心室,血液反流造成有效搏出量减少。与主动脉瓣狭窄不同,其左心室处于压力和容量双负荷状态,急性超负荷可能使左心室失代偿,出现心力衰竭。风湿性病变可能引起主动脉瓣关闭不全。其他的原因可能还有退行性变、钙化性主动脉瓣病变、急性或慢性感染性心内膜炎等。

【术式发展过程与现状】

与主动脉瓣狭窄相比,主动脉瓣关闭不全的外科治疗起步略晚。1951 年 Hufnagel 研制成功一种置入降主动脉的球瓣装置。随后,Hufnagel 和 Harvey Ellis 和 Kirklin 均尝试应用该装置对主动脉瓣关闭不全进行外科治疗,虽然在一定程度上缓解了患者左心室超负荷的问题,但患者术后上半身主动脉瓣反流的体征更加不明显。1954 年 Gibbon 成功研制出体外循环机以后,McGoon 等发明了一种聚四氟乙烯(PTFE)的袖状人工瓣膜并成功应用于临床,但由于该瓣膜关闭不全的情况时有发生,住院死亡率仍然居高不下。1960 年,Harken 和 Shirr 各自独立研制成功笼球形人工心脏瓣膜并实现了主动脉瓣的原位置换,为主动脉瓣关闭不全的外科治疗奠定坚实基础。此后,多种人工瓣膜陆续问世。

1962 年,Barrat-Boyes 和 Ross 分别使用双道缝线和单道缝线技术成功实施了同种异体主动脉瓣的原位置换。1967 年,Ross 利用自体肺动脉瓣置换主动脉瓣获得成功。1971 年,Inescu 研制成功戊二醛处理的有支架牛心包瓣;1967 年,Carpentier 研制成功戊二醛处理的有支架猪主动脉瓣。此后,有支架的生物瓣置换主动脉瓣也逐步成为主动脉瓣关闭不全的标准外科治疗手段。1990 年以后,David 重新研究了无支架异种主动脉瓣(猪瓣)植入主动脉根部的概念,由此研制成功的 Toronto SPV 瓣膜及与其类似的 Medtronic Freestyle 瓣膜已经在临床广泛使用,并取得了良好的近、远期疗效。

【手术适应证】

1. 急性主动脉瓣关闭不全

一旦有明显的左心衰竭表现,应在明确诊断后行限期或急症手术。如无左心衰竭表现或仅有轻度的左心衰竭,药物治疗可以得到满意的控制,则可随访。急性感染性心内膜炎者一旦发生急性关闭不全,心功能显著恶化或有左心衰竭,即使感染未能得到有效控制,也应行限期或急症手术,否则患者将在等待感染控制的过程中死于心力衰竭,或者因术前已出现多脏器功能不全,术后死于多脏器衰竭。

2.有症状的慢性主动脉瓣关闭不全

慢性主动脉瓣关闭不全一旦出现症状就是手术的绝对指征,而且是最佳的手术时机。因为此时左心室功能减退处于可逆阶段,术后左心室功能和大小可以完全恢复正常。但部分有症状的患者就诊时已经较晚,最佳手术时机已错过,左心室明显扩大(收缩末期直径>6.0 cm),功能显著降低(EF<25%),已经发生了左心室功能不可逆损害,手术死亡率明显增高,预后比较差。但手术治疗仍可以改善这些患者的症状和生活质量,是否能够延长患者寿命尚不肯定。

3.无症状的慢性主动脉瓣关闭不全

这部分患者的手术指征和时机尚未完全统一。目前多数认为有下列情况之一者,应手术治疗:①静息时心脏超声检查或核素心室造影检查显示左心室收缩功能低于正常(EF<50%);②静息时超声检查左心室功能正常,但左心室收缩末和舒张末直径分别大于55 mm和75 mm;③左心室收缩末和舒张末直径分别为50~55 mm和70~75 mm,而运动试验检查显示左心室功能降低者。

无症状的慢性主动脉瓣关闭不全,静息时心脏超声检查左心室收缩功能正常(EF>50%),左心室舒张末期直径<70 mm,收缩末直径<50 mm者,无需手术治疗,可以随访观察和定期复查。

【手术前准备】

1.慢性主动脉瓣关闭不全

心功能Ⅱ级或Ⅲ级,无心绞痛者,按照一般的心内直视手术患者准备。如有心绞痛者,则应给予以扩血管治疗,可以口服硝酸异山梨酯5~10 mg,2~3次/d,或者加用口服血管紧张素转化酶抑制剂。如心功能为Ⅲ级以上,则给予强心、利尿、扩血管治疗。应特别注意血钾浓度在4.0 mmol/L以上,血镁浓度在1.8 mmol/L以上的患者,低钾和低镁易促使患者发生严重的室性心律失常,而一旦发生心搏骤停,对有严重主动脉瓣关闭不全患者的心脏复苏极其困难。年龄45岁以上或疑有冠状动脉病变者,应作选择性冠状动脉造影检查。心脏超声检查应注意有无二尖瓣反流,中度以上二尖瓣相对性关闭不全者,应在主动脉瓣手术的同时,纠正二尖瓣反流。

2.急性主动脉瓣关闭不全

往往由于病情危重,出现严重的左心衰竭,甚至急性肺水肿,一旦明确诊断,应及时手术治疗。术前准备的重点是维持循环稳定,采用强心、利尿和扩血管治疗;严重肺水肿者,应考虑及时行气管插管辅助呼吸。对于无严重左心衰竭患者,可以口服强心、利尿、扩血管类药物,以控制或改善患者情况。

3.感染性心内膜炎

感染性心内膜炎所致的急性主动脉瓣关闭不全,如果仅表现为心脏功能恶化,但无明显的心力衰竭者,可以在应用强心、利尿、扩血管治疗的同时,应用大剂量敏感的抗生素继续治疗,同时严密观察病情变化,争取在感染基本控制后手术,这样有利于防止术后感染复发和降低手术死亡率。但如患者已经有明显心力衰竭,或者在治疗过程中心功能继续恶化,即使此时患者仍有发热,感染未能有效地控制,也应该尽早手术治疗,只有这样才能挽救患者生命,否则患者将在等待感染控制的过程中或者观察过程中死于心力衰竭,或者因心力衰竭合并多脏器功能损害,术后死于多脏器功能衰竭。

【手术步骤与方法】

主动脉瓣关闭不全的手术治疗大致分为两种方法:主动脉瓣置换术和主动脉瓣成形术。主动脉瓣置换术适用于风湿性主动脉瓣病变、感染性心内膜炎、创伤性主动脉瓣病变、先天性二叶主动脉瓣,以及主动脉环扩张症等。主动脉瓣成形术主要适用于室间隔缺损合并主动脉瓣脱垂所致的关闭不全。近年,对部分主动脉环扩张症如马方综合征、升主动脉病变或主动脉夹层等所致的主动脉瓣关闭不全患者,采用了置换升主动脉,同时保留主动脉瓣的方法,近期效果良好,但远期疗效有待随访证实。原则上,由于主动脉瓣关闭不全成形技术难、不稳定、术后复发率高,一般不主张行主动脉瓣成形术。

1. 基本方法

(1)麻醉和体位:仰卧位,气管插管静脉复合麻醉。在麻醉诱导期,应特别注意维持较高的动脉压,以防血压降低、冠状动脉供血不足,导致严重室性心律失常或心搏骤停。

(2)建立体外循环:一般采用胸骨正中切口,升主动脉远端插入供血管,经右心耳及右房下部分别插入上、下腔静脉引流管,或者直接经上、下腔静脉插入引流管。也可以经右心耳插入单根双孔引流管并行循环后经右上肺静脉插入左心引流管,最好经右上肺静脉插入多孔的引流管经过二尖瓣口至左心室,有利于充分引流和保持术中主动脉瓣区手术野清晰。一般不主张经左心室心尖部放置左心引流管,以免损伤心肌。

(3)心肌保护:由于主动脉瓣反流,经主动脉根部灌注首剂心脏冷停搏液时,无法使心脏迅速停搏,即使用手握紧左心室,以期通过增加左心室内压而减少心脏冷停搏液的反流,往往耗时较长,对左心室心肌也有一定损害。

目前常用方法有两种,一是阻断主动脉后切开主动脉,直接经左、右冠状动脉开口灌注冷停搏液,然后改用间断(20~25 min)冠状动脉开口直接灌注,或者经冠状静脉窦持续或间断灌注心肌停搏液;二是经右房直接作冠状静脉窦逆行灌注心脏停搏液,心脏停搏后改为持续或间断逆灌。对主动脉阻断时间较长者,在行冠状静脉窦逆行灌注时,宜间断(30 min)于右冠状动脉开口直接灌注心肌停搏液 300 mL,以确保右心保护的效果。

心肌保护液的选用多采用首剂灌注冷晶体停搏液 1 000~1 200 mL,而后可以选用冷血(4 ℃)停搏液、冷晶体停搏液或温血(28 ℃)停搏液,应认识到主动脉瓣关闭不全患者左心室有明显扩大和肥厚,灌注停搏液的量或流量应适当加大。

(4)主动脉切口和显露:常用的升主动脉切口有 3 种,详见第三节主动脉瓣狭窄。临床常用的方法为曲棍形斜切口,又称为 S 形切口。

主动脉瓣的显露常有 3 种方法。①主动脉切口中点上、下切缘牵引线,上切缘牵引线牵拉切口上缘,下切缘牵引线多缝于心尖部的心包,一般显露较好;但对于主动脉根部狭小者,显露较差。②主动脉瓣 3 个交界牵引线,3 个牵引线均缝在主动脉内壁交界上方 0.5 cm 处,顺 3 个不同方向牵引,显露效果比较好。③主动脉拉钩显露,一般可取得比较好的显露,但需要另一助手,并有可能损伤主动脉壁内膜,甚至撕裂主动脉壁。

(5)切除瓣叶:显露主动脉瓣后,用有齿钳钳夹瓣叶,一般同时钳夹右、无冠瓣叶,从右-无冠瓣依次剪除右-无冠瓣交界、右冠瓣、无冠瓣、左-无冠瓣交界、左冠瓣及左-右冠瓣交界，保留瓣环及而叶残边 0.2 cm。部分病变的瓣膜常有广泛的瓣叶钙化，钙斑有时扩展到瓣环或邻近的心肌，左冠瓣或无冠瓣的钙化可侵犯二尖瓣前瓣；右冠瓣及无冠瓣的钙化可侵犯室间隔膜部。切除上述病变时，可先从瓣口将纱布条送至左心室堵住流出道，避免钙屑或组织碎片落入左心室内。切除瓣膜时不必先从交界开始，而应从钙化轻的部位，把瓣叶剪开至瓣环基部，然后沿瓣环基部逐渐向两侧扩大，侵犯瓣环深部的钙斑可先部分切除，遗留部分则用小咬骨钳逐块取出。主动脉壁及心肌内钙化灶有时清除非常困难，可以用咬骨钳逐块清除，但不必完全清除，否则有可能导致主动脉壁穿孔、室间隔穿孔或损伤传导束，原则上仅清除影响缝合瓣环、瓣膜碟片活动，或易脱落的钙斑。如清除瓣环钙化灶后遗留有较明显的缺损，可用自体心包片修复后，再行带垫片褥式缝合瓣环。

感染性心内膜炎所致的主动脉瓣关闭不全，在切瓣膜时应首先剪除易脱落的赘生物，而后切除瓣叶，彻底清除脓肿或坏死组织，遗留的缺损可用自体心包修补，累及二尖瓣环及瓣叶者，需同时行二尖瓣置换。

（6）缝合主动脉切口：主动脉切口可采用双层连续外翻缝合或连续外制褥式缝合外加连续外翻缝合，两种方法均可。由于主动脉是高压区，切口下缘有人造瓣膜环的支撑，增加了切缘的张力，主动脉壁如有轻微的撕裂，可引起搏动性出血，甚至发生不良后果。缝合主动脉切口时宜用 3-0 或 4-0 聚丙烯线，首先于切口两端超越切口作带垫片褥式缝合，然后将两端缝线缝合至切口中央汇合打结。如主动脉壁菲薄脆弱，可在切缘的两侧加条状毡片或心包片加固。

2. 置换主动脉瓣

（1）人造瓣膜的选用：切除主动脉瓣叶后，用测瓣器测量瓣环，选择相应大小的人造瓣膜。选用何种人造瓣膜，需依据患者实际情况、瓣口大小、患者年龄以及所能得到的人造瓣膜等。原则上应该选择型号大、中央血流型的人造瓣膜，以增加主动脉瓣口面积，降低左心室射血阻力。65 岁以上的患者可以首选生物瓣。对于主动脉根部细小者，如患者体表面积>1.5 m²，选用 21 mm 的机械瓣会出现主动脉瓣相对狭窄，不利于术后左心室重构的恢复，可选用无支架生物瓣或同种主动脉瓣，或者行主动脉根部加宽术。感染性心内膜炎者，尤其是急性心内膜炎者，最好应用同种主动脉瓣。年轻患者，尤其是生育年龄的女性，同种主动脉瓣优选。当然双叶机械瓣可用于所有患者。

（2）植入机械瓣和带支架生物瓣：无论是植入机械瓣或带支架的生物瓣，缝合主动脉瓣环和人造瓣膜缝环的方法主要有 4 种。

1）间断带垫片褥式外翻缝合法：这是目前最常用的方法，其优点是缝线不易撕裂瓣环，固定瓣膜牢固，缺点是有可能产生瓣环环缩。因此，在 3 个交界处不应作跨交界缝合，可以在交界两侧各缝合一针；针距不应过大，一般在 3 个瓣环各缝合 5~7 针。

2）间断带垫片褥式缝合：从瓣环的心室面进针，主动脉面出针，所有垫片均在瓣环下方。这也是较常用的方法。优点是缝合瓣环方便，固定瓣膜缝环牢固。缺点是有时植入瓣膜较困难。

3）间断缝合：有两种不同方法，一是缝针的一头从瓣环的心室面进针，主动脉面出针,然后一针穿过瓣膜的缝环。二是缝针的一头先穿过瓣膜的缝环,再从心室面进针穿过瓣环,然后穿过瓣膜的缝环。这两种方法的优点是缝合瓣环和缝环均方便,无缩环作用。缺点是缝线易割裂瓣环,缝合的针数比较多,每个瓣环至少要间断缝合 8~10 针。

4)连续缝合:这种方法不是很常用。优点是可以节省时间,缺点是固定瓣环不够牢固,有时因缝线未拉紧,术后易发生瓣周漏,而用力拉紧缝线时,又容易割裂瓣环。在主动脉瓣环直径比较大时,可以应用此种方法。

缝合完毕后,一般将主动脉瓣缝线按 3 个瓣环区分为 3 束,理好缝线,将人造瓣膜竖起,垂直于主动脉瓣口,推送瓣膜,同时牵开主动脉切口下缘,边推送人造瓣膜,边理缝线,直至人造瓣膜落座于瓣环间。然后再次确认无套线或松线。

缝线打结时,最好取 3 个瓣环中点的缝线先打结,这样可以安全固定人造瓣膜在瓣环间,然后,顺序逐一打结。如先取 3 个交界缝线打结,则因交界的位置较高,在进行瓣环中部缝线打结时,需用力拉紧缝线方能使瓣环和缝环贴紧,这样容易发生缝线撕裂瓣环。

在缝合人造瓣膜的缝环时,应确认瓣膜的开口方向,防止瓣膜倒置,造成心脏复跳后左心室无法射血,同时应注意人造瓣膜开口的方位。侧倾碟瓣的大开口应朝向主动脉的后壁,即左冠瓣力向;双叶瓣口的轴线应与室间隔相平行,也即双叶瓣的两个瓣叶呈前、后位;带支架的生物瓣植入时,其 3 个支架应分别位于 3 个交界处。

完成主动脉瓣置换术后,应该再次检查人造瓣膜,用塑料探条推开碟片,观察碟片活动是否良好,同时检查碟片的下方有无卡线、套线或残留松脱的缝线。此外,在缝合主动脉切口时应检查左、右冠状动脉开口情况,确认开口通畅,同时清除主动脉内壁松脱的内膜组织或钙化斑,防止脱落后产生动脉栓塞。

3. 手术时特殊情况的处理

(1)主动脉插管:部分患者升主动脉异常扩张,主动脉壁菲薄。对此类患者做主动脉插管时,应用 4-0 聚丙烯线做双层荷包缝合,进针深度至动脉壁中层。插入动脉灌注管后,逐渐缩紧荷包缝线,切忌过度用力,造成缝线撕裂主动脉壁,引起大出血。一旦发生难以控制的大出血,往往越修复,其裂口越大,在初试另加一圈荷包缝合无法控制出血后,应立即拔除主动脉插管,局部手指压迫止血或控制出血,迅速作股动脉插管建立体外循环,持续降温至中心温度 16~20 ℃,然后停循环,行裂口修补,多数应用补片修补裂口。在降温或随后的复温过程中,均可以阻断主动脉,灌注心肌停搏液,行主动脉瓣置换术。

对于升主动脉有明显或广泛硬化的患者,可以选择在无硬化的区域做主动脉插管。但最好不做主动脉插管。如股动脉无明显硬化或粥样斑块改变,则做股动脉插管,否则应选择锁骨下动脉插管。由于升主动脉的硬化或钙化,有时无法阻断主动脉,否则将造成局部斑块脱落和栓塞,或者严重损伤升主动脉。此时,必须采用深低温停循环的方法行主动脉瓣置换术。

(2)在切除主动脉瓣叶、清除钙化灶或感染性心内膜炎所产生的瓣环周围脓肿时,如产生主动脉瓣环的缺损、主动脉壁穿孔或室间隔穿孔时,应取自体心包片或补片,用 4-0 或 5-0 聚丙烯线于心室面仔细、可靠地进行修补,然后再用带垫片缝线缝合瓣环。严防术毕产生严重的主动脉根部出血,而此时从主动脉腔外很难进行修补,也易损伤冠状动脉。必须重新停搏心脏,拆除瓣膜从心室面及主动脉腔内进行修补。

（3）选用人造瓣膜过大,无法完全落座在主动脉瓣环内。这种情况手术中并不少见。常用的处理方法有两种:①人造瓣膜型号过大,完全落座在主动脉瓣环上,若选用的人造瓣膜为 21 mm,患者体表面积必须 $\geqslant 1.5$ m^2,改作主动脉根部扩大术。如选用的人造瓣膜 $\geqslant 23$ mm,可以换用小一号的人造瓣膜。②人造瓣膜型号仅有稍许偏大,可采用人造瓣膜斜置法固定人造瓣膜,即在左、右冠瓣环先打结,使人造瓣膜落座于瓣环内,而在无冠瓣区,人造瓣膜可落座于瓣环上打结固定。一般术毕不影响人造瓣膜的碟片活动,但打结、固定瓣膜完毕后,仍应仔细检查碟片活动情况。

（4）打结固定人造瓣膜时缝线断裂或线结松脱:这种情况在手术中也常有发生。发生缝线断裂时,如为最初打结的缝线,则可以去除原缝线后重新缝合瓣环和缝环,然后再依次打结。如基本完成缝线时发生缝线断裂,因无法清楚地显露主动脉瓣环,很难进行原位缝合。可以用不带垫片的双头缝针,穿过缝环、瓣环和主动脉壁,穿越垫片后在主动脉腔外打结;也可以带垫片从相对应的主动脉壁外进针,穿过主动脉壁、瓣环和缝环打结。使用何种方法,可视具体情况而定。但在主动脉左冠瓣区,应防止损伤左冠状动脉。

若有线结松脱,可再缝合 1 针将该线结固定于周围,然后打结。但也可以用上述加缝 1 针的方法,重新固定线结松脱的瓣环和缝环。

（5）主动脉切口出血:术中常常发生,主要因为缝合主动脉切口时针距不均匀或缝线松弛,或者缝线割裂主动脉壁。一般情况下,用 4-0 聚丙烯线间断或褥式缝合均可以达到完全止血,但在主动脉壁菲薄的患者中,必须用带垫片的 4-0 聚丙烯线褥式缝合,打结时不应过紧,同时避免局部张力,加重主动脉壁的撕裂。仅有渗血或针眼出血者,可以鱼精蛋白中和肝素后,局部压迫止血,完全可以奏效。

（6）冠状动脉栓塞或开口阻塞:比较少见,常因钙斑、组织碎片、赘生物等引起冠状动脉栓塞。开口阻塞多因人造瓣膜放置或缝合不当所致。临床主要表现为心脏复苏困难,检查可发现相应的冠状动脉分支充盈不足。简单的诊断方法是用细针针刺冠状动脉分支,可发现分支无血液充盈或血流缓慢。处理的方法是重新停搏心脏,打开主动脉切口,检查左、右冠状动脉开口。如除外开口阻塞,则立即取大隐静脉,在冠状动脉主要分支的远端行搭桥术。

（7）冠状动脉气栓:主要见于右冠状动脉,临床表现为右冠状动脉分支内可见气泡来回移动,右心室心肌收缩无力和右心室膨胀。简单的处理方法是在右冠状动脉的锐缘支针刺排气。然后顺冠状动脉走行驱赶气泡经针刺的冠状动脉口排出。对于末梢细小分支内的气泡,则用右手沿冠状动脉分支反复、多次挤压,以将气泡驱赶入回流的静脉。

4. 术后处理

主动脉瓣关闭不全术后处理的重点是增强左心室心肌收缩力、防治室性心律失常、控制高血压。慢性主动脉瓣关闭不全者就诊往往较晚,手术时多数已有左心室显著扩张、肥厚和左心室功能降低,尤其是术前左心室收缩末期内径>55 mm,左心室射血分数<40%者,术后易出现左心室功能降低和室性心律失常。而对左心室功能尚好的患者,因

手术纠正了主动脉瓣反流,术后易出现高血压。

（1）左心室功能辅助：根据术前左心室功能、手术情况及停止体外循环时情况,结合 Swan-Ganz 导管所测得的血流动力学参数,对左心室收缩功能轻至中度降低者,可以选择多巴胺（5~10 μg/kg·min）或多巴酚丁胺（5~10 μg/kg·min）,或者联合应用米力农或氨力农等持续静脉滴注,如仍有低心排血量综合征者,应联合应用肾上腺素（0.05~0.2 μg/kg·min）。对于巨大左心室患者联合应用中等剂量正性肌力药后仍有循环不稳定者,应及时应用主动脉内球囊反搏治疗,而后根据 Swan-Ganz 导管所测得的参数,停用主动脉内球囊反搏及调整正性肌力药的剂量。

（2）室性心律失常的防治：重点是保持术后血钾 4~5 mmol/L,血镁 1.8~2.2 mmol/L。可以持续静脉滴注利多卡因 24 h,以后改为口服美西律或普罗帕酮 1 周。对于顽固性室性心律失常者,可以应用主动脉内球囊反搏治疗,其效果显著。

（3）控制高血压：术后早期一般选用硝普钠或硝酸甘油持续静脉滴注,可以联合应用酚妥拉明,控制收缩压在 110~130 mmHg。如前述药物降压效果不佳,特别是老年患者,可以改用钙通道阻滞剂静脉滴注。术后 24 h 或 48 h 后,改用口服扩血管药,如钙通道阻滞剂或血管紧张素转化酶抑制剂等。出院时应常规予以血管紧张素转化酶抑制剂治疗,有利于左心室重构。

主动脉瓣关闭不全的早期手术效果主要取决于病因、术前左心室腔大小和功能、有无合并冠心病,以及手术中有无意外情况等。总手术死亡率为 4.0%~8.0%。作者所在单位近10 年204 例主动脉关闭不全者死亡率为 7.8%,而术前左心室功能基本正常,非巨大左心室（左心室收缩末期直径<55 mm,舒张末期直径<7.5 mm）、急性内膜炎者,手术死亡率仅为 2.0%。手术后早期的主要死亡原因为室性心律失常、左心室功能下全、肾衰竭或多脏器功能衰竭。影响术后早期死亡的主要原因有急性心内膜炎、巨大左心室和左心室功能降低,也即左心室收缩末期直径≥55 mm,舒张末期直径≥37.5 mm,左心室 EF<50%,左心室收缩功能（FS）<25%。高龄、同期 CABG、再次手术、术前肾功能不全者等术后死亡率也有较明显地升高。

影响主动脉瓣关闭不全术后晚期疗效的最主要因素仍是左心室腔大小和左心室功能,也即术前已有左心室功能不可逆的损害者,预后差。晚期死亡的主要原因为心力衰竭、室性心律失常、抗凝相关的出血、人造瓣膜心内膜炎。

第五节　慢性缩窄性心包炎

慢性缩窄性心包炎（chronic constrictive pericarditis）是慢性炎症侵及心包壁层及脏层,使心包粘连,压迫心房和心室,限制了心房和心室在舒张中晚期的扩张性,造成心脏舒张功能损害的疾病。常见原因为结核,其他致病因素如细菌、真菌、病毒和日本血吸虫感染心包也可引起心包缩窄。一些非特异性急性心包炎未经及时、有效的治疗也可演变为慢性缩窄性心包炎。Lower 于 1669 年描述了慢性缩窄性心包炎。Lancisi 于 1728 年描述了 1 例尸检病例,发现死者心脏小,且被一层增厚且粘连的心包所包裹。

【术式发展过程与现状】

1869 年 Pick 报道了 3 例慢性缩窄性心包炎的临床过程。随后 Delorome、Weil 提出了心包切除术治疗缩窄性心包炎的观点。Cheever 在 1842 年、Greisunger 在 1856 年、Wirks 在 1870 年及 Kussmaul 在 1873 年先后报道并强调慢性缩窄性心包炎在临床上的重要意义。1913 年 Both 和 Auerbruck 在德国实施部分心包切除术,成功治愈慢性缩窄性心包炎。我国吴英恺于 1948 年首先实施心包部分切除术治疗慢性缩窄性心包炎。

【手术适应证与禁忌证】

1. 适应证

慢性缩窄性心包炎一经确定诊断应立即行心包部分切除术。

(1) 慢性缩窄性心包炎经充分术前准备,炎症已基本控制。

(2) 慢性渗出性心包炎,心包腔长期大量积液,压迫心脏及大血管并有心包增厚、粘连,经药物治疗及反复心包穿刺无明显疗效者。

(3) 肿瘤性心包炎有以下情况者也应考虑行心包部分切除术:①发生威胁生命的心包压塞而预计生存期较长的患者;②化疗、放疗或心包内注入药物治疗无效者;③有心包缩窄者;④需行组织学检查确定病因者。

(4) 尿毒症性心包炎出现以下情况者应行心包部分切除术:①急性心包压塞者;②长期心包腔内大量渗出对大剂量激素治疗无效者;③停用激素后复发性心包腔内渗液者;④慢性心包缩窄伴有肝大、腹腔积液者。

(5) 体外循环下心包切除术的适应证:①心包粘连致密或心包广泛钙化剥离困难者;②术中误伤心肌致大出血者;③伴顽固性心律失常经药物治疗无效者;④合并心内畸形需同期手术矫正者。

2. 禁忌证

高龄、患有严重心血管或肺部疾病、病程长且已发生不可逆的肝、肾损伤或心肌萎缩者,则不宜手术治疗。

【术前准备】

1. 结核或化脓性感染引起者

术前应予以抗结核或抗生素治疗。

2. 低蛋白血症的纠正

多数缩窄性心包炎的病例因为术前反复抽吸腹腔积液和胃肠道淤血,多伴有低蛋白血症,应予以积极的支持疗法,给予高蛋白低盐饮食,输入白蛋白、血浆,必要时少量输血。

3.控制高血容量

积极利尿以减轻心脏负荷。伴有大量胸、腹腔积液者严重影响麻醉和膈肌运动,在术前1 d应适当地进行胸、腹腔穿刺抽液,改善呼吸和循环功能,以免心包切除术后回心液体过多引起急性心力衰竭。

4.保护与改善心功能

术前常规给予能量合剂,有心房颤动伴有快速心室率者需应用洋地黄制剂控制心室率。这些措施有利于改善心功能和术后处理。

【手术步骤与方法】

1.手术切口选择

心包切除术常用的手术切口有左胸前外切口、纵劈胸骨正中切口及双侧前胸横断胸骨切口(图2-1)。后者切口创伤大,且影响呼吸功能,目前已很少采用。采用左胸前外切口的患者取仰卧位,左肩部垫高30°,左上肢上举,屈肘90°悬挂在头架上,经左侧第4或第5肋间进胸,在切口前端应结扎和切断内乳动脉,在第4或第5肋软骨与胸骨相连处离断肋软骨以增加显露。采用纵劈胸骨正中切口患者取仰卧位,背部垫以薄枕。

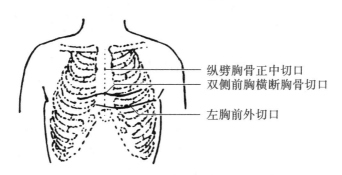

纵劈胸骨正中切口
双侧前胸横断胸骨切口
左胸前外切口

图2-1　手术切口选择

2.剥离和切除心包

在左心室心尖部无血管区的心包上做一小切口,逐层深入,当切开心包壁层及脏层纤维板时可见心肌搏动且向心包切缘处膨出。此处即为增厚的心包纤维板与心外膜之间的间隙,于此间隙平面剥离心包可避免损伤心肌或冠状血管,且粘连较少易于剥离(图2-2)。心包剥离的顺序一般是:心尖→左心室前壁和侧壁→右心室流出道及心脏大血管根部→右心室前壁→右房室沟→上、下腔静脉。剥离时可采用锐性和钝性剥离交替进行,以锐性剥离为主,已剥离的心包片不要立即切除,遇有心肌损伤出血时,可用此心包片缝盖在心肌损伤处用以止血。遇有致密粘连或钙化斑块嵌入心肌时,不要强行剥离,可将钙化斑块周围的纤维板剥离,在钙化斑块上做多处"十"字切口,以达到松解心肌的目的(图2-3)。遇有钙化环束缚心肌,完整剥离钙化有困难时,可将纤维环切断。

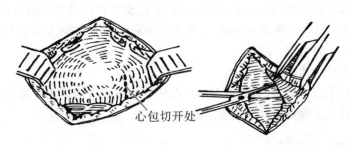

图2-2　切开心包壁层及脏层纤维板时可见心肌膨出

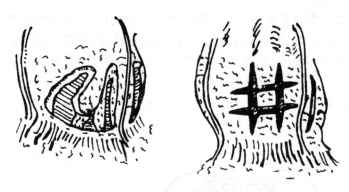

图2-3　心包剥离困难时的处理

3.心包剥脱的范围

如果患者心肌萎缩不严重,心包剥脱的范围宜大,两侧应超过左、右膈神经;上至心底大血管,剥脱右心室面和流出道至肺动脉根部的心包,必须松解主动脉、肺动脉之间的粘连,也可松解主动脉与上腔静脉之间的粘连;下至膈面(图2-4)。下腔静脉入右心房处往往有环形狭窄,应予以松解。

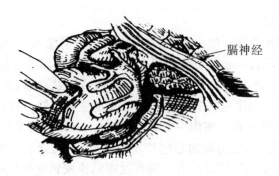

图2-4　心包剥脱的范围

【预后】

　　慢性缩窄性心包炎术后疗效与心包剥离彻底与否及心肌受损害的程度有密切关系。心包切除越彻底越有利于心功能恢复。左胸前外切口左心暴露满意,但腔静脉暴露较差;纵劈胸骨正中切口径路能充分显露左、右心室的缩窄心包,可避免左胸前外切口不能显露上、下腔静脉入右心房处心包的不足,亦可避免横断胸骨切口对双肺呼吸功能的影响,且纵劈胸骨正中切口在心包粘连紧密、心包切除困难、术中心房和心室破裂大出血无法处理及尚需进行心内操作的情况下尤为重要和适合。姜辉、汪曾炜等对 78 例慢性缩窄性心包炎患者行纵劈胸骨正中切口心包切除术,3 例发生低心排血量综合征,其中 1 例于术后 6 d 死亡,随访 65 例,随访时间为 3 个月～10 年,无心包缩窄复发和死亡,心功能均为Ⅰ级。术后死亡的主要原因是低心排血量综合征。Bozbuga N 报道心包部分切除术中死亡率为 6%,患者均死于严重的低心排血量综合征,随访 1 年,88% 的患者的心功能明显改善,患者的 5 年生存率为 75.9%。Nataf 报道术后 3 年和 7 年的生存率分别是94% 和 87%,没有患者因为缩窄性心包炎复发而再次手术治疗,且随访发现所有患者的心功能都恢复至Ⅰ～Ⅱ级。Chinar 报道慢性缩窄性心包炎心包部分切除术后,随访发现5 年和 10 年的远期死亡率分别是 1.6% 和 9.7%,所有调查过的患者的平均生存期是155.2 个月,未再入院治疗的患者的 10 年生存率是 68.6%。

第三章　心脏和胸内大血管损伤

近年来由于工业和交通运输业的高速发展,胸部外伤的发生率日益升高。在美国每1.5万外伤性患者中,25%直接死于胸部外伤,另有25%死者合并严重的胸部外伤。在各种外伤死亡病例中,心脏和大血管损伤也是其重要死亡原因之一。由于创伤性心血管检查、介入性心血管疾病治疗和心脏体外按压等的应用越来越广泛,各种医源性心脏损伤也在增加。

大出血和心脏压塞是心脏外伤最为严重和紧急的伤情,许多患者未抵达医院即已死亡。因此迅速转送、及时诊断以及果断地选择有效治疗措施对抢救患者、提高治愈率极为重要。

第一节　心包创伤

【病因】

心包破裂很少孤立存在,一般都合并心肌挫伤。心包是一个闭合的纤维浆膜囊,分脏层、壁层两层,紧贴于胸骨后,此部没有壁层胸膜覆盖,称为心包裸区,即两侧胸膜反折前界下段之间,为一个尖向上的三角形未覆胸膜的部分。心包创伤可分为胸膜心包撕裂伤和膈心包撕裂伤两大类。前者可因钝器从前后方撞击引起心包和左、右侧胸膜一起撕裂,同时造成心肌挫伤;膈心包撕裂伤则常与膈肌破裂共存。心包破裂巨大或者合并膈肌破裂时可能造成心脏疝出和嵌顿。

【临床表现】

单纯的心包挫伤及小型心包裂伤可有少量出血,大多无明显症状,亦不致引起急性心脏压塞,有时有一过性心包摩擦音,为脏层与壁层心包由于生物性或理化因素致纤维蛋白沉积而粗糙,以致在心脏搏动时产生摩擦而出现的声音。当心包腔有一定积液量后,摩擦音可消失。心包小裂口可引起心脏局部疝,但一般无明显症状,常能自愈。心包撕裂或破裂时,可听见喀喇音或特殊的收缩期杂音,即开始粗糙,突然中断,后转为柔和,也呈现向空瓶内吹气的声音。

巨大心包破裂合并膈肌破裂时,心脏可能部分嵌入狭小破口内,引起机械性压迫或有急性心肌梗死的现象。还有可能造成部分或全部的心脏脱位(图3-1)。心脏脱位并非一定在伤后立即出现,有时可在数日后发生。心脏脱位有时症状严重,甚至危及生命。

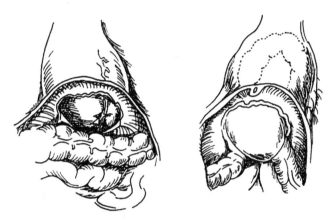

图3-1　心包膈肌破裂与结肠疝入造成心包压塞

【诊断与治疗】

心脏移位疝出或嵌顿常表现为心动过速、回心血量减少、血压下降、心音减弱,需与急性心脏压塞相鉴别。在合并其他胸腔损伤时,诊断更为困难,心电图可表现为电轴移位、ST段或T波改变,X射线胸片可见心影移位。电视胸腔镜探查可以明确诊断,且对选择开胸切口部位及大小有一定帮助。治疗原则:没有并发症的心包损伤不予处理;有并发症时,特别是存在心脏移位疝出时需抗休克治疗,紧急开胸探查,将嵌顿或移位的心脏复位,并修补心包裂口。

第二节　闭合性心脏损伤

闭合性心脏损伤根据损伤的心脏结构可以分为心肌挫伤、冠状动脉损伤、心脏破裂、心脏瓣膜损伤等,也可能形成外伤性室壁瘤(图3-2)。

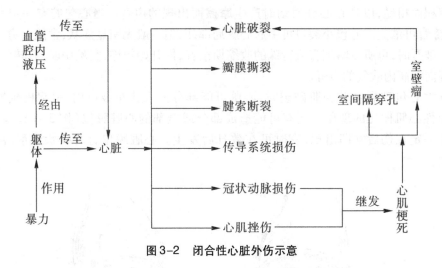

图 3-2　闭合性心脏外伤示意

一、心肌挫伤

【病因】

　　所有因钝性暴力所致的心脏创伤,如果无原发性心脏破裂或心内结构包括房室间隔、瓣膜、腱索和乳头肌损伤,统称为心肌挫伤。心肌挫伤一般认为主要是由于心脏与胸廓直接撞击,心脏被压缩所造成不同程度的心肌损伤。右心室位于前方,心肌挫伤发生率高于左心室。最常见的原因是汽车突然减速时方向盘的撞击、爆震伤、高处坠落伤、人和动物踢伤或上腹部创伤等。心肌挫伤的结局也各异,视着力点及损伤程度不同可产生心脏破裂、室壁瘤、室间隔破裂等不同结局(图 3-3)。

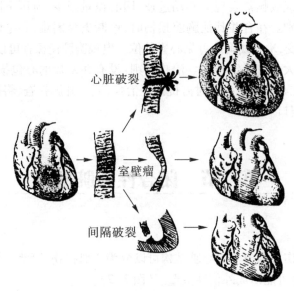

图 3-3　心肌挫伤结局演变示意

【临床表现】

症状主要取决于创伤造成心肌挫伤的程度和范围。心肌挫伤较轻者,可无明显症状,最常见的症状是类似心肌梗死一样的心前区疼痛,并向左肩部放射,但不能为冠状血管扩张药物所缓解,患者可同时伴有心慌、气短、血压下降。心肌挫伤很少有阳性体征,有时可见心音呈钟摆律、心律失常,偶有心包摩擦音。心肌挫伤后若伴有心包积血或心功能不全,表现为中心静脉压和肺毛细血管楔压(PCWP)升高和非低血容量性血压下降,常需要升压药物支持。

【诊断与治疗】

心电图检查常提示异常,可为一过性或持续性心电图改变,颇似心肌梗死,ST 段抬高,T 波低平或倒置。心肌深层挫伤可出现病理性 Q 波,Q 波往往不明显。心电图检查诊断心肌挫伤简便易行,但是特异性不强,因为心电图异常可为心外和心内许多因素影响的结果。

胸部 X 射线检查一般无明显变化,有时可见心脏收缩幅度减弱。若心影增大,需要排除血心包和心包积液所引起。

彩色多普勒超声心动图检查除鉴定心包腔血液量外,还可通过观察异常心脏室壁运动和测量心脏大小来诊断心肌挫伤和评估挫伤的程度。心肌挫伤在彩色多普勒超声心动图中表现为心腔大小和结构可大致正常,心肌挫伤区可见局部心室壁变薄、搏动减弱和节段性室壁运动异常,射血分数下降。

一些血清酶学检查如肌酸激酶(CK)、天门冬氨酸氨基转移酶(AST)和乳酸脱氢酶(LDH)检测对心肌挫伤并无特异性,而心肌中 CK 同工酶 CK-MB(包括 CK-MB$_1$ 和 CK-MB$_2$,以 CK-MB$_2$ 为主)和 CK-MM 及 LDH 的同工酶 LDH$_1$ 和 LDH$_2$ 的活性高,其值偏高有助于诊断心肌挫伤。CK-MB 参考值为 <5%、CK-MB$_1$ 为 <0.71 U/L、CK-MB$_2$ <1.0 U/L,CK-MM 为 94% ~ 96%。20 世纪 90 年代以来已广泛应用于诊断心肌损伤,其特异性和敏感性均高于其他酶学检查,临床效果较好。

近年来心肌断层显像用于诊断心肌挫伤,如单光子发射计算机体层摄影(single photon emission computed tomography,SPECT)、111 铟(^{111}In)抗肌凝蛋白抗体显像诊断心肌损伤取得较大进展。根据损伤区心肌灌注量降低的特点,放射性核素影像检查也是诊断心肌损伤的另一很重要的方法,但因为我国国情的限制,上述方法尚未普遍使用,心肌挫伤的诊断应联合超声心动图、心电图和生化检查等结果才可做出。目前认为二维超声心动图和心电图变化配合血清酶学特别是肌钙蛋白 T(troponin T,TnT)或肌钙蛋白 I(troponin I,TnI)检测是诊断心肌挫伤常规最可靠的方法。

心肌挫伤的治疗基本同心肌梗死,应在严密、持续心电监护下进行内科治疗,需卧床 4 ~ 6 周之后逐渐离床活动。禁用抗凝药物,以免突然发生和加剧心肌内或心包腔内出血。若发生心包积液或急性心脏压塞,应进行心包穿刺术,必要时可重复穿刺。如发生室上性和室性心律失常,应及时给予相应的治疗。伤后发生的心房颤动往往可自行转复。若未能自行转复,可用洋地黄药物治疗,在心室率减慢后可能转为窦性。临床上有低心排血量综合征表现者应常规给予正性肌力药物,适当纠正血容量。要避免输液过量,若出现心力衰竭,给予强心药和利尿药治疗。

二、冠状动脉损伤

【病因】

贯穿性或非贯穿性心脏外伤均可能导致冠状动脉损伤。左冠状动脉的前降支较易受损,往往为合并伤,即同时有心包和心肌的损伤。其临床表现与冠状动脉受损部位有关,小分支损伤可无症状,亦无明显的心电图改变,大分支或主干损伤则表现为急性心肌梗死或心脏压塞。

冠状动脉损伤所致急性心肌梗死的病因:①胸部钝性挫伤导致冠状动脉内膜撕裂或血栓形成,而使血管腔堵塞;②锐器刺伤冠状动脉,受损血管分布区域血流中断;③原已存在的冠状动脉粥样硬化斑块外伤性移位,血流被部分或完全性阻塞。

近年来经皮腔内冠状动脉成形术(percutaneous transluminal coronary angioplasty, PTCA)已成为对某些冠心病首选治疗方法,但因其导丝、导管操作及气囊充盈对冠状血管机械作用,可引起管壁损伤,斑块脱落,血栓形成,堵塞管腔,造成急性心肌缺血。

冠状动脉损伤所致的心肌梗死,可发生心律失常、泵衰竭和室壁瘤。冠状动脉贯穿伤可能发生冠状动静脉瘘,冠状动脉可与心大静脉、冠状静脉窦或右心房、右心室形成动静脉瘘。

【临床表现】

患者常有心前区疼痛,但易与胸部外伤性疼痛相混淆。年轻患者过去没有冠心病症状,伤后出现典型的心肌梗死心电图图形和临床表现时,应考虑冠状动脉损伤诊断。

外伤性冠状动静脉瘘和冠状动脉心腔瘘的患者,心前区可闻及很响的传导广泛的连续性杂音。往往有透壁性心肌梗死的心电图改变和临床表现,X射线显示心影扩大,肺血增多,B超常可通过血液分流信号明确冠状动静脉瘘和冠状动脉心腔瘘的部位。冠状动脉造影能明确诊断。

【治疗原则】

较小的冠状动脉损伤可直接急诊冠状动脉缝合或用止血剂压迫止血,严重冠状动脉损伤或内膜撕裂出血引起低血压或心肌缺血,应行冠状动脉旁路移植术(coronary artery bypass graft,CABG)。分流量很小的冠状动静脉瘘或冠状动脉心腔瘘,无须手术纠正,但应长期随访。如出现充血性心力衰竭,心前区顽固性疼痛无法缓解,一经冠状动脉造影证实冠状动静脉瘘和心腔瘘,应尽早手术治疗。常用的手术方式有冠状动脉瘘修复术、冠状动脉下切线缝合术、经心腔内瘘口修补术、经冠状动脉瘘口修补术等,可根据术中具体情况而选择应用。PTCA一旦发生冠状动脉损伤,应争取时间行急诊冠状动脉旁路移植术(图3-4)。

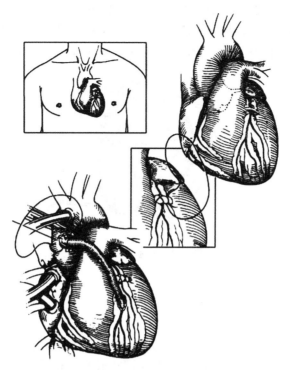

图3-4　冠状动脉前降支锐器伤后进行 CABG 手术

三、心脏破裂

【病因】

心脏破裂是胸部钝性损伤导致死亡最常见的原因。按 Parmlry 尸检统计,闭合性心脏损伤中约64%是死于心脏破裂。Calhoon 等报道,在美国高速公路上死亡的 5 万人中闭合性心脏破裂伤约占5%。另有报道,在交通事故死者尸检中,发现高达30%的死者有心脏破裂。心脏破裂的机制:①由于直接暴力对心脏的挤压使之急性撕裂;②心脏挫伤和出血导致心肌坏死、软化,在受伤后数日发生破裂,即所谓的延迟性破裂。心脏游离壁是心脏破裂的好发部位,患者往往死于急性心脏压塞;如果心包和纵隔胸膜同时破裂,则死于出血。左心室破裂者,将在数分钟内死亡,右心室破裂者可能在 30 min 内死亡,而心房破裂者则可能生存较长时间。

【临床表现】

钝性心脏破裂多见于严重的胸腹部闭合性伤,外表有时可无明显伤痕,患者可出现严重的循环功能障碍,其临床表现最常见的是急性心脏压塞:周身湿冷、面唇发绀、呼吸急促、颈静脉怒张、血压下降、脉搏细弱、心音遥远,外伤后立即或数天后发生充血性心力衰竭(图3-5)。需与二尖瓣结构损伤相鉴别,因其具有同样的临床表现。当二尖瓣有损伤时如果破口小,反流量少,症状可以较轻,仅表现为呼吸困难;若破口大,反流量多,会引起心脏功能进行性代偿失调。早期表现以急性左心衰竭为主,出现呼吸困难、端坐呼吸、大量泡沫样痰、胸痛,甚至休克,晚期呈全心衰,常迅速恶化而死亡。

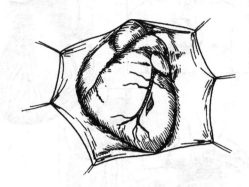

图3-5 心脏破裂示意

【诊断与治疗】

钝性心脏破裂因暴力大,常合并多发伤,伤情一般比较复杂,变化快,诊断有时比较困难,如遇以下情况,有可能提示心脏破裂:①严重低血压和低血容量的临床表现和创伤程度不成比例;②对输血输液无反应,血压不回升,伤情不改善;③尽管安置有引流管,胸腔引流出大量积血,仍不能减轻血胸征象;④尽管充分补液,代谢性酸中毒仍得不到纠正;⑤低血压伴中心静脉压升高或颈静脉饱满。当高度怀疑心脏破裂时不宜做更多的检查,而应毫不犹豫进行手术探查,术中进行最后诊断和鉴别诊断。心脏游离壁外伤破裂,应行紧急手术探查。可通过左前外侧第5或第6肋间切口进胸,必要时横断胸骨,延长切口,以增加暴露。对术前无法肯定心脏破裂部位的病例,采用前胸正中纵切口更为理想。紧急剑突下心包穿刺行心包减压可赢得开胸探查时间,大大提高抢救成功率。

术中一般根据破裂的部位可选用以下几种操作技巧。

1. 缝线止血修补法

术中寻找到心脏破口后先用手指压住破口止血,再在裂口两侧各作1针褥式缝合,然后将此2根褥式缝合线交叉至对侧牵引,使破口封闭止血,然后再用缝线缝合止血,缝毕可抽去牵引线(图3-6)。

2. 指压止血缝合法

用手指按压破口,自破口上端开始缝合,缝合1针手指即向下移动1针距离,在空出来的室壁上继续缝合1针,如此以至全部缝完(图3-6)。缝线交由助手打结。

3. 冠状动脉下缝合止血法

本法适用于裂伤位于冠状动脉附近时,应小心避开冠状动脉而将缝线在动脉下面通过作间断褥式缝合,以防误伤冠状动脉导致心肌梗死等严重后果(图3-7)。

4. 应用无创侧壁钳夹闭伤口缝合止血法

本法适用于心房损伤时,应用侧壁钳钳闭心房破口进行缝合,具有操作简洁快速的优点。以上各法均要使用 3-0~5-0 的无损伤带小垫片缝线进行缝合。

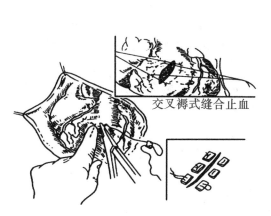

图3-6 交叉褥式缝合止血及指压止血缝合法

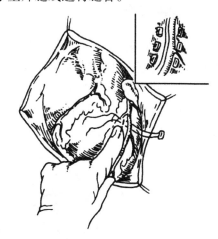

图3-7 冠状动脉下缝合止血法

四、室间隔破裂

【病因】

室间隔破裂多由心脏被压缩于胸骨和椎体之间所引起,概括起来有以下两种致伤机制:①常见于外力在舒张晚期或等容收缩期作用于心脏时,此时瓣膜均关闭,心室完全充盈,由于压缩使增加的心室张力无法得到迅速缓解,因而引起室间隔破裂;②室间隔开始为严重挫伤,然后发生坏死液化,引起继发性室间隔穿孔。室间隔立即破裂主要由外伤产生的剪切力和扭力,以及心室内压力骤然升高所致,多呈线形破裂;而延期破裂则由室间隔肌部挫伤或梗死引起,多在受伤1~2周后发生,破裂边缘不规则,并可出现多个破口。

【临床表现】

和其他闭合性脏器损伤一样,创伤性室间隔缺损胸壁可无明显外伤迹象。20%的轻伤患者可无心血管系统症状或主诉,大多数创伤性室间隔病例都有心慌、胸闷和气短,2/3的病例可出现进行性心力衰竭、肝大、腹胀伴下肢水肿,或同时有端坐呼吸,有的并有心绞痛或严重心律失常发作,可迅速导致心源性休克而死亡。体检在胸骨左缘第3~4肋间可以听到粗糙全收缩期杂音,并伴有收缩期震颤。若受伤后室间隔穿孔小或心排血量低,经由室间隔缺损分流量很小,这种特征性的收缩期杂音可在创伤后数小时或数天才出现。另外,当室间隔由于严重心肌挫伤后心肌坏死而发生延迟性破裂时,这类患者心脏杂音往往在伤后1~3个月才被发现。X射线检查常提示心影扩大,肺纹理增加。心电图检查常有特异性的ST段、T波改变,电轴右偏,右心室肥厚或双心室肥厚。彩色多普勒检查在心室水平可出现左向右分流。

【诊断与治疗】

严重胸部挫伤后胸前听诊有收缩期杂音和心电图异常,并结合 X 射线及彩色多普勒检查,可提高创伤性室间隔缺损的诊断。治疗需根据病情决定是否行急症手术。实际上,很多室间隔穿孔破口小,分流量不多的病例,有可能自行愈合;对症状较轻,但杂音明显,影响血流动力学的肌部室间隔缺损,其手术时机多在胸部外伤 8 周后进行,如果心力衰竭在损伤后持续存在,需立即手术修补缺损(图 3-8)。

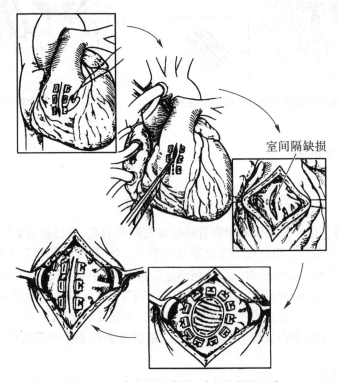

图 3-8　心脏室间隔破裂二次探查修补示意

五、心脏瓣膜损伤

【病因】

心脏瓣膜可因锐器、枪弹直接损伤,但更多见于胸部钝性外伤如车祸等严重挤压所致的间接损伤。Parmley 总结的非贯穿性胸部外伤病例中,瓣膜损伤的发生率约为 9%。原瓣膜有病变者,其损伤的可能性会更大。

胸部钝性外伤时,主动脉瓣最易受损,其次为二尖瓣和三尖瓣。当胸部或胸腹部同时受到严重挤压时,瓣膜会因主动脉内压突然上升而受损,这是主动脉瓣损伤发生率高于其他瓣膜的原因。在受伤时,如果左心室处于舒张早期,主动脉瓣撕裂的可能性更大,受伤时如果心脏处于收缩期,主动脉内压高,压力传至左心室使左心室内压异常增高,则可导致二尖瓣或乳头肌断裂。三尖瓣损伤少见,一旦发生,其症状和体征也都出现较晚、较轻,有的可以在数月或数年后方出现心功能不全。胸部外伤或胸腹严重挤压伤后,心脏出现新的杂音,除考虑到心室间隔破裂外,更应想到可能为心脏瓣膜损伤。

【临床表现】

新出现的明显的心脏杂音是心脏瓣膜和瓣下结构损伤的特征。舒张期吹风样杂音伴脉压增高,则提示主动脉瓣破裂。二尖瓣叶破裂或乳头肌断裂后,心尖部可闻及很粗糙的全收缩期杂音,且向心前区及腋下传导,往往伴有心前区疼痛。三尖瓣破裂患者,体征和症状都较明显,如乏力、腹腔积液、水肿、颈静脉怒张。

【诊断与治疗】

彩色多普勒是可以对心脏瓣膜损伤进行确诊的无创检查方法。根据心脏瓣膜结构及反流量情况,可以提示瓣膜损伤部位、程度及反流量大小。

心脏瓣膜损伤是突发病变,心脏不能像慢性瓣膜病那样对瓣膜病变有慢性代偿过程,往往病情发展迅速,很快发生急性心功能不全。轻到中度瓣膜反流,经药物治疗,病情多渐稳定,不一定需急症手术。但对因二尖瓣或乳头肌断裂而发生严重左心衰竭的病例,则需尽早手术(图3-9)。患者一般能耐受外伤性三尖瓣反流,很多患者经药物治疗,可以生存很长一段时间,但当发生顽固性心力衰竭时,应考虑手术治疗。

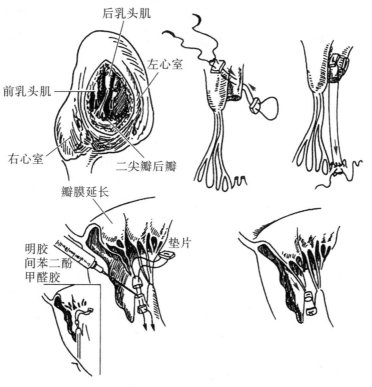

图3-9　心脏二尖瓣乳头肌和腱索损伤修复术

对主动脉瓣损伤而言,大多数需要行人造瓣膜置换术,仅对少数瓣膜交界撕裂患者可试行交界成形手术,若成形不满意,应立即改行人造瓣膜置换术。

关于二尖瓣和三尖瓣损伤,是否进行瓣膜置换或成形手术,应根据术中探查情况决定。一般应多考虑瓣膜修复或成形手术,瓣膜损伤严重,特别是二尖瓣,在成形术不满意时,应立即改行人造瓣膜置换手术。

六、外伤性室壁瘤

外伤性室壁瘤通常是指心室肌挫伤或冠状动脉损伤闭塞后,损伤区心肌坏死变薄,并为纤维结缔组织取代,致使该部位室壁向外膨出呈囊状,囊腔经囊颈与心室腔相交通,囊壁收缩功能障碍或呈反常运动,明显影响心脏的射血功能。根据室壁瘤形成机制和瘤壁结构大致可分为两类(图3-10)。①真性室壁瘤:继发于心肌挫伤或冠状动脉损伤后,损伤区心肌坏死,并向外膨出。构成瘤壁的组织除纤维瘢痕组织外,部分尚有残余心肌纤维。②假性室壁瘤:心脏损伤后引起室壁心肌撕裂,血液流出心外,被心包或周围纵隔组织所包绕,使心腔与心外血肿相交通,称为假性室壁瘤。这类室壁瘤壁仅含心包及心包外围组织,无心肌纤维。室壁瘤以左心室多见,亦可见于右心室或双心室。

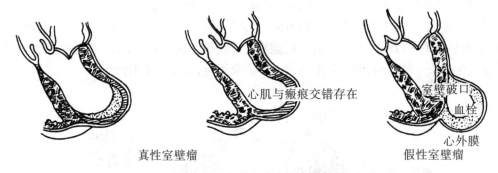

图 3-10　心脏室壁瘤分类示意

1892 年 Poatain 首先报道 1 例车祸后 13 个月死于充血性心力衰竭病例,经尸检证实为左心室室壁瘤。1969 年 Killen 回顾了创伤后没有处理的外伤性室壁瘤病例,自然归结都是死亡。1989 年 Grieco 收集世界文献,报道了胸部钝器伤所致左心室室壁瘤共有 35 例。近几年来,文献尚不断有此类病例的手术治疗个案报告。

【病因】

创伤性室壁瘤的发生率高。对于闭合性损伤形成室壁瘤的机制,目前学者们有两种意见:一种意见认为严重挫伤区的心肌坏死后穿破,形成假性室壁瘤。Rajendra 及 Kumar 报道1 例由左心室后外侧壁穿破所致者,经手术救治而存活,术后冠状动脉造影检查显示左冠前降支和回旋支均正常。但是多数室壁瘤可能由于坏死区瘢痕形成,室壁变薄向外突出,形成真性室壁瘤。另一种意见认为是由冠状动脉损伤和闭塞引起。1973 年 Silver 首先在文献中报道 1 例胸部闭合伤后左心室室壁瘤,该例经冠状动脉造影发现左前降支完全闭塞。他还收集了 17 例外伤性室壁瘤,发现 5 例也有前降支闭塞。所以 Silver 认为冠状动脉损伤,特别是前降支闭塞导致的心肌梗死,在室壁瘤发生机制上较局部心肌挫伤或心肌穿孔更为多见。

创伤性室壁瘤多见于左心室,亦有累及右心室者。室壁瘤的类型不同,瘤壁结构亦有差别。创伤性室壁瘤的病理、病理生理及其并发症和心肌梗死后形成的室壁瘤相似。

【临床表现】

患者均有明确外伤史,特别是胸部外伤史。开始可能仅为一般性胸部创伤表现,伴循环功能不全,经抢救复苏后或在随访过程中又出现胸闷、气短、心悸,并进行性加重。按 Grieco 对 35 例外伤性室壁瘤资料的分析,其主要临床征象有充血性心力衰竭(10 例)、心律失常(9 例)、动脉栓塞(6 例)、9 例无明确主诉。该组病例从受伤到确立诊断时间为 5 d ~ 18 年(平均 3 个月)。

胸部检查示心界扩大,心尖搏动弥散、增强,大的室壁瘤在患者心前区可闻及收缩期杂音和第二心音分裂,并有心功能不全征象。

【诊断与治疗】

外伤后有上述临床表现,要警惕室壁瘤出现。此类患者心电图可呈现缺血和透壁性心肌梗死波形;若同时出现心源性休克、反复发作的心律失常,胸部 X 射线片示心影扩大,应考虑室壁瘤诊断。二维超声心动图和心血管造影检查可以确立诊断。

创伤性室壁瘤特别是假性室壁瘤或有并发症的室壁瘤,若不手术切除,预后不佳。手术是唯一有效的治疗方法。手术方法可参考图 3-11。

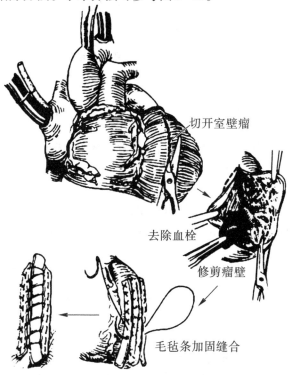

切开室壁瘤

去除血栓

修剪瘤壁

毛毡条加固缝合

图 3-11　室壁瘤修补术

外伤性室壁瘤患者若不手术,主要死亡原因是进行性心力衰竭、严重心律失常和心脏破裂。室壁瘤切除后,剩余的心肌良好,手术效果比较满意。

此类患者自然预后很差。据 Grieco 对 12 例未经手术治疗病例分析,有 10 例死于严重并发症,即室壁瘤破裂(4 例)、充血性心力衰竭(3 例)、恶性心律失常(2 例)和栓塞(1 例)。

第三节　穿透性心脏损伤

心脏穿透伤及异物存留是胸外伤的危急重症,多由尖刀、枪弹、弹片等造成,在我国以刀刺伤多见。各房室均可累及,右心室为最多见(图 3-12)。伤者大多在到达医院前死亡,若到达医院时仍存活,救治及时存活率可达 80%～90%。

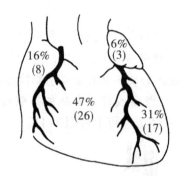

图 3-12　55 例穿透性心脏损伤部位示意

【临床表现】

根据穿透性心脏损伤的临床表现将其分为亚临床型、失血性休克型和心脏压塞型三种类型。

1. 亚临床型

心脏破口小者,可能自行闭合或暂时封闭,出血停止,病情暂时趋于稳定。但经过一段时间血块溶解或脱落,可再度出血,引起心脏压塞或出血性休克。

2. 失血性休克型

如心包裂口大,心脏裂口出血可通畅地进入胸腔或纵隔,临床上表现为出血性休克症状,可有全身出冷汗、口渴、烦躁不安、脉搏细速、呼吸浅弱、血压下降。大出血者多很快死亡。

3. 心脏压塞型

心包内压力超过 15 mmHg 时将导致心脏压塞,典型的急性心脏压塞可出现 Beck 三联征,即静脉压升高、心音遥远、动脉压降低。静脉压升高早于血压降低,一旦血压开始下降,提示心脏将要停跳。在外伤性急性心脏压塞者,仅35%~40%出现典型三联征。

【诊断】

任何胸壁、心脏危险区的穿通伤,以及颈根部、上腹部、腋部、后胸壁或纵隔的穿通伤,应高度警惕有损伤心脏的可能,应进行伤道的探查。对于出血性心脏压塞的患者,较容易及时处理,但对于亚临床型患者,易延误诊断,故对所有胸部穿透伤的患者,入院后应仔细观察,严密注意病情变化,及时进行抢救处理。

心包穿刺对心包压塞的诊断和治疗有很大价值,但当心包腔内血液凝固时可出现假阴性。超声心动图对心包压塞、心脏异物、心包积血、心脏瓣膜损伤和室间隔穿孔的诊断帮助很大,同时也可估计心包积血量。但当心包内积血已凝固时,误诊率较高。

X射线检查可以显示血胸、气胸、金属异物或其他脏器的合并伤存在情况。胸片显示心包压塞者,心搏减弱。

心电图检查一般表现不典型,对诊断帮助不大。如有电压降低、ST段改变,可协助诊断。

【治疗】

治疗原则为及早解除心包压塞,控制出血,预防并发症。

1. 抢救

(1)抗休克治疗:尽快放置中心静脉测压管,快速静脉输血和补液,补充血容量。

(2)保持呼吸道通畅:伴有大量血胸或气胸者,给予胸腔插管行闭式引流。

(3)心包穿刺:对确诊心包压塞者,应紧急行心包穿刺术,如穿刺针附有塑料导管,可留置导管直至手术减压放出心包内积血为止(图3-13)。

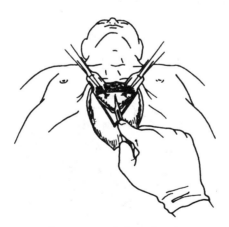

图3-13 心包切开减压术

2. 手术治疗

(1)手术适应证:对于心脏穿透性创伤,多数学者认为不宜费时检查,有位于心脏危险区(胸前区胸骨角与两侧乳头连线的三角区域)的创伤应高度警惕,有心包积血体征、

Beck 三联征、休克、进行性血胸时应尽早手术探查。紧急剖胸是治疗成功的关键,延误治疗时机的危害远大于阴性探查结果。

(2)特殊处理:异物存留于心脏时,剖胸前不宜拔除(图 3-14);对于伤后多日入院的心包积血患者也应手术,可防治感染和遗留的创伤性缩窄性心包炎;术前发生心搏骤停,须紧急开胸做心脏按压,解除心脏压塞,并以手指暂时控制出血部位,改善心排血量。此时体外心脏按压无效,并且加重心包压塞。

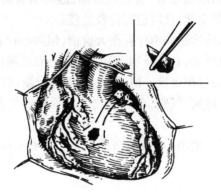

图 3-14　心脏锐器伤异物取出示意

(3)麻醉:取全身麻醉,神志不清者可不用麻醉。

(4)体位和切口:取平卧位,受伤侧抬高 30°。最常采用的切口为伤侧胸前外侧切口,经第 4 肋间进胸。疑有心包内大血管损伤者,宜做正中切口。

(5)心脏修补术:步骤如下。

1)首先探查心脏裂口,手指按压创口控制出血,同时快速补充血容量,使循环稳定,并充分备血,然后修补心脏裂口。因为缝补心脏裂口过程中,将会继续失血,易使心脏灌注不良而发生心搏骤停,导致抢救失败。

2)裂口靠近冠状动脉时,可采用心包片或涤纶片衬垫作褥式缝合,将缝针从冠状动脉下穿过心肌,缝合裂口,避免损伤冠状动脉(图 3-15)。

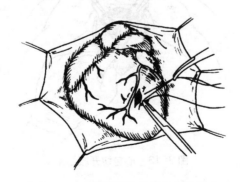

图 3-15　心脏冠状动脉旁破裂修补术

3)心房和腔静脉的裂口,可用无创伤血管钳钳夹后,再予以缝合(图 3-16)。

4)心脏异物的摘取:心脏异物的摘取成败取决于准确定位和手术操作技巧,根据异物的种类、大小、位置,采取不同的方法摘除。如异物有露于心外部分,剖胸前不宜拔除,探查伤口后预置带垫片间断褥式缝线,拔取异物时打结;异物存留于心肌内者,须警惕异物移位,切忌操作过多。若异物存留于心腔内,在体外循环下切开心壁,用一手指在心腔内顶住异物,自心壁切开,钳夹出异物(图3-17)。

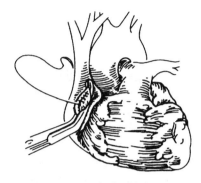 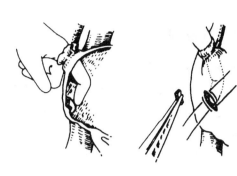

图3-16　心房破裂缝合修复　　　图3-17　心房内异物取出示意

3. 术后处理

术后应严密监测血流动力学指标,补足血容量,给予抗生素预防感染,应用破伤风抗毒素,保持引流管通畅。

第四节　胸内大血管损伤

按照受伤机制可分为钝性损伤和穿透性损伤。目前随着交通事故的不断增多,胸内大血管损伤也在增多。文献报道主动脉和锁骨下动脉是发生损伤最多的血管,占全部大血管损伤的50%以上。

一、胸主动脉钝性损伤

胸内大血管损伤最常见的就是钝性损伤后胸主动脉破裂。交通事故死亡者中,胸主动脉破裂占10%~15%。

【病理】

钝性损伤所致主动脉破裂常常为主动脉横向或环行的裂伤,边缘光滑,累及内膜、部分肌层或全层。由于胸主动脉60%的强度是由血管外膜所提供,所以患者存活与否取决于外膜的完整性。车祸后胸主动脉破裂者中,约85%是主动脉全层破裂,并导致胸腔内大出血而迅速死亡,其余约15%则至少部分主动脉外膜及纵隔胸膜保持完整,并能存活至医院就诊。

破口最常见的部位为主动脉峡部,即位于左锁骨下动脉远端的降主动脉起始部。在尸体解剖统计中,破口在主动脉峡部 36%~54%、升主动脉 8%~27%、主动脉弓部 8%~18%、降主动脉远段 11%~21%,多个破口占 6%~18%。由于升主动脉等破裂者往往当即死亡,很少能存活至医院就诊。所以在外科手术患者统计中,破口绝大多数发生在主动脉峡部,占 90%~95%。

【受伤机制】

身体的突然减速和胸部的直接撞击是引起创伤性主动脉破裂最常见的受伤方式。目前一般认为动脉韧带、肋间动脉、壁层胸膜和左主支气管等组织使得降主动脉起始部相对固定,而心脏、升主动脉与主动脉弓相对活动度较大,在突然减速时,这两部分的减速差异所产生的切应力就容易引起交接处(主动脉峡部)破裂。在胸部受到猛烈撞击或挤压时,如在车祸中,胸廓遭前置物(如方向盘)撞击时,心脏常向左胸后方移位,旋转应力作用可使升主动脉发生旋转,并可使主动脉峡部发生急性弯折。此外,急性挤压伤或垂直方向减速伤(如高处坠落)时,可导致主动脉瓣破裂和升主动脉水平方向破裂。

总之,目前认为引起胸主动脉急性损伤性破裂的机械性应力有 4 种,其中旋转应力和水击应力似与升主动脉破裂有关,而切应力和折弯应力则与主动脉峡部破裂有密切关系(图 3-18)。

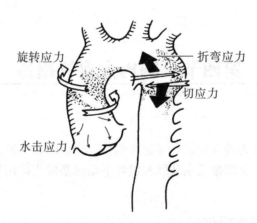

图 3-18 主动脉损伤机制

【诊断】

能存活至医院的胸主动脉损伤患者,在之后的 48 h 内至少有 50% 死亡,所以必须正确诊断并在最短时间内及时处理。

1. 病史

有高速行驶中车祸受伤史(车速至少 35 km/h),若伤者为驾驶者,或未系安全带,从车中抛出则胸主动脉损伤的可能性更大,或行人被车辆撞伤以及有高处坠落伤(高度至少大于 2.5 m)等受伤史。

2. 临床表现

症状无特异性,且常常被其他合并损伤的症状所掩盖。胸部和(或)上背部疼痛以及呼吸困难是最常见的症状,但往往被归因于胸壁损伤。纵隔血肿引起的症状如喘鸣、吞咽困难、声嘶或上腔静脉阻塞等较为少见。通常合并的损伤包括四肢和(或)骨盆骨折(约2/3)、严重的头部损伤(约1/2)、肺部和(或)心脏挫伤(约1/2)以及腹部损伤(约1/3)。值得注意的是,文献报道有的主动脉损伤患者并无任何症状。

体格检查也通常无特异性。70%~90%患者存在胸壁损伤,如肋骨和(或)胸骨骨折。值得注意的是有的年轻患者由于胸壁顺应性及弹性好,并无外在的胸壁损伤表现。少于1/3的患者存在双上肢血压不等和(或)上肢血压高而下肢血压低(称为假性主动脉缩窄综合征),10%~20%的患者有心前区和(或)肩胛间区的收缩期杂音。2%~5%的患者存在有截瘫,为合并的脊髓直接损伤或主动脉破裂引起脊髓缺血所致。由于截瘫同时又是最重要的手术并发症,所以术前仔细检查和记录下肢的运动及神经状况是极其重要的。

3. 辅助检查

(1)胸部 X 射线片:为初步诊断最主要的依据。最常见的异常征象是纵隔增宽。纵隔增宽通常定义为主动脉球部水平纵隔影宽度>8 cm,或主动脉球部水平纵隔影宽度与同水平两侧肋骨内缘宽度之比>0.25。约90%主动脉破裂有该征象,但其特异性不高,纵隔内出血引起的纵隔增宽约80%是由小血管破裂出血所致,同时还要考虑到取前后位摄片(大多数急性外伤患者的摄片方式),放射性球管与放射片间距离较近,以及仰卧位等因素影响。其他重要征象是主动脉球部消失和(或)主肺动脉窗消失(侧位胸片);气管或鼻胃管右移;左主支气管受压(>140°);气管前移(侧位胸片);左侧血胸;左胸顶血肿所致左胸顶"帽状"阴影;第1肋或第2肋骨、肩胛骨或胸骨骨折;胸椎骨折、脱位;主动脉边缘模糊;主动脉球部钙化分层;主动脉双影等。

(2)主动脉造影:为诊断主动脉破裂的"金标准",敏感性和特异性极高,并能对损伤精确定位。但因其为有创检查,有一定的并发症,造影剂有一定的肾毒性,以及价格贵、花费时间等原因,限制了其临床的广泛应用。

(3)胸部 CT:敏感性较高但特异性较差,且因为其无创性、价格相对便宜等原因,常作为对胸部 X 射线片阳性患者做主动脉造影前筛选性检查。目前先进的螺旋 CT 能进行 CT 血管造影和三维重建,能很好地再现血管的解剖和病变状况。虽然其准确性还有待更多的验证,但不失为未来的一个发展方向。

(4)磁共振:是了解胸主动脉形态的很好方式,特别是对于动脉瘤和主动脉夹层的患者。但由于该检查并非随时都能进行并且检查时间很长,且对病情不稳定的患者,检查时无法严密观察其病情变化,故目前多用于术后随访及病情平稳的患者。

(5)经食管内超声:是近年来出现的检查胸部创伤后心脏和主动脉情况的很好方法。敏感性和特异性均较高。相对于主动脉造影而言,其优势为无创性、费时少、无须造影剂、能在手术等操作的同时进行,并能同时观察有无心肌挫伤、心包积液或瓣膜关闭不全等情况。其缺点为由于气管和左主支气管的干扰,其对主动脉弓及其分支显示不清晰,并且目前尚缺乏有足够经验的专业操作人员。

【治疗】

1. 非手术治疗

通过综合病史、临床表现及胸部 X 射线片等情况高度怀疑胸主动脉破裂者,如其血流动力学稳定,应立即予以药物治疗以减少受伤的主动脉壁张力,防止破裂。而后再通过进一步检查明确诊断。通过静脉输入减少心肌收缩力的药物,如普萘洛尔或拉贝洛尔等 β 受体阻滞剂,以减少主动脉压升高的速率(dP/dt)。监测心率和血压(最好监测右桡动脉有创血压),控制收缩压在 90 ~ 110 mmHg,平均压在 60 ~ 70 mmHg。逐渐增加 β 受体阻滞剂剂量直到血压达到上述水平或心率在 55 ~ 60 次/min。若心率达到该水平而血压未达要求,则须加用硝普钠。注意不能单独使用硝普钠等血管舒张剂,因其减少舒张压程度大于收缩压,从而增加 dP/dt。并根据具体情况适当运用止痛剂和镇静剂。进行任何有创性操作(如置鼻胃管或胸腔引流管)前,应适当运用表面或局部甚至全身麻醉。严格的血压控制应一直持续到主动脉损伤修复术后。

抗高血压治疗仅用于血流动力学稳定的患者。对于不稳定的患者,要注意其合并的其他损伤。对于来就诊的患者,其主动脉破裂往往并不是引起血流动力学不稳定的主要原因,因为若主动脉全层破裂而大出血的话,患者往往当即死亡而不能存活至医院。所以怀疑主动脉损伤的患者,其血流动力学不稳定很多情况下是所合并的其他损伤所致,多见于腹腔、骨盆等。因此,对于腹腔穿刺阳性或头颅 CT 提示硬膜外血肿的患者,若胸腔无活动性出血,则应在行主动脉造影及主动脉修复术前,先行腹部及颅内手术。骨盆骨折的患者应先行骨盆外固定。

对于微小的主动脉内膜损伤,由于其有自愈的可能性,可以在严密观察、定期和长期的随访条件下采取非手术治疗,同时要应用 β 受体阻滞剂及避免高血压。对于因合并有其他严重损伤而不能耐受手术修复的患者,目前有报道行血管内支架置入术代替开胸手术。其远期效果还有待进一步的临床证实,但对于无法耐受手术的患者不失为一种可以选择的方法。

2. 手术治疗

主动脉破裂诊断一旦成立,就应选择手术修复。但有 4 种情况的患者应该在严格控制血压的条件下延缓主动脉手术。一是有严重头部损伤的患者,其神经功能预后状况不明时,因为主动脉手术中无论钳夹或不钳夹胸主动脉,都会引起脑灌注压剧烈波动,从而加重脑病变部位损伤,因此只有在神经功能显著恢复时,才能考虑主动脉手术。二是有明确的脓毒症的患者,只有在感染得到充分的控制下才能考虑主动脉手术。例如一个合并结肠损伤的患者,数天后诊断有主动脉破裂,若此时患者存在腹腔脓肿,则主动脉术后所置换的人工血管的感染机会大大增加。三是合并广泛烧伤的患者,其发生败血症的风险较大,所以同样要在烧伤皮肤切除和移植后,发生脓毒血症的可能性减少的情况下才能考虑主动脉手术。四是合并严重右肺挫伤的患者,在降主动脉手术中,可能无法耐受左肺塌陷,所以应该在右肺挫伤好转后手术。

(1)降主动脉破裂:手术切口选择标准的左后外侧切口,由第 4 肋间进胸。选择双腔气管插管或单腔气管插管加支气管钳夹阻断使左肺塌陷。较小的非横断性损伤可以一期缝合,通常需要用人造血管代替受损的主动脉。最严重的术后并发症是截瘫。

手术方式可分为简单夹闭主动脉修补破口(图 3-19)和修补前先建立暂时性主动脉分流后再阻断两种方法。许多人主张在修补时简单夹闭主动脉,认为它快速而且简单易行,特别是对于那些主动脉破口有活动性出血并且血流动力学不稳定的患者,往往没有时间建立暂时性主动脉分流。研究表明常温下脊髓可以耐受 30 min 的缺血而不致出现截瘫,所以预计在 30 min 之内可以完成修补者多选择这种方法。

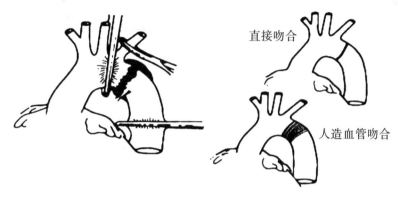

图 3-19　简单夹闭主动脉进行修复手术

为了减少术后截瘫的发生率及减少钳夹主动脉后左心室后负荷增加,许多学者建议修补前先建立暂时性主动脉旁路进行远端灌注。远端的灌注压应当被监测并应保持在 60 mmHg 以上。目前有几种方法来建立暂时性主动脉旁路进行远端灌注。

一是通过股静脉(插管至右心房)和股动脉建立体外循环。其缺点是需全身肝素化,对于多发性创伤的患者,体外循环手术死亡率较高,因此不宜应用。目前也有采用离心泵及内壁表面结合有肝素的循环管道,无须全身肝素化。或者不需要氧合器,直接将静脉血进行远端灌注,从而不用或仅用少量肝素。研究表明,在血红蛋白大于 100 g/L,灌注流量充分(2~3 L/min)的情况下,PaO_2约 40 mmHg(氧饱和度 45%~60%)的静脉血流灌注能够满足组织的氧供,同时还可以用纯氧进行肺通气来提高混合静脉血氧饱和度。该方法的优点是可以在开胸前即可将管道插好,不影响术野。相对于左心转流而言,其优点是无须解剖左心房和肺静脉,从而避免了解剖过程中弄破周围的纵隔血肿。

二是左心转流。直接或通过左上肺静脉插管至左心房,通过离心泵及内壁表面结合有肝素的循环管道,转流至降主动脉破口远端或左股动脉(图 3-20),无须全身肝素化。或从左心室心尖部插管至降主动脉实现转流。

三是升主动脉到降主动脉肝素化旁路(Gott 分流)。即用内径大于 7.5 mm 的内壁表面结合有肝素的聚乙烯导管,称为"Gott"导管,或管内预充含有 100 mg 肝素的 500 mL 等渗盐水。一般体外循环用动脉插管及连接管道,两端分别插入升主动脉(或主动脉弓)和降主动脉远端(或股动脉),操作简单容易,同样无须全身肝素化(图 3-21)。由于该方法需要暴露升主动脉或主动脉弓,所以可能需要将切口向前延长。其缺点是无法精确调控远侧灌注流量和灌注压。

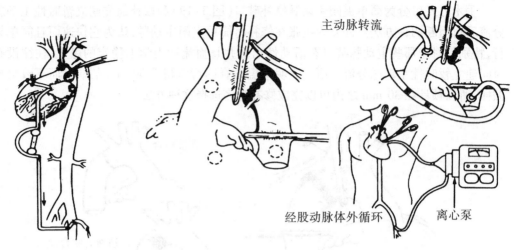

图 3-20　左心转流示意　　　　　　图 3-21　升主动脉到降主动脉肝素化旁路示意

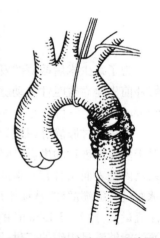

图 3-22　主动脉近远端放置
阻断带示意

　　无论是否应用主动脉旁路,在对主动脉损伤部位进行任何操作之前,都要通过尽量少的解剖,游离主动脉近端和远端并放置阻断带(图 3-22)。在取得主动脉的近端和远端控制前,尽量避免弄破纵隔血肿造成大出血,这是手术中最关键也是最危险的一步。

　　降主动脉近端一般都被血肿遮盖,所以近端控制通常在左颈总动脉和左锁骨下动脉开口之间,左锁骨下动脉要单独游离和套带。主动脉弓套带时注意要紧贴主动脉外壁游离,避免损伤周围重要结构,如肺动脉、迷走神经和喉返神经。远端控制应尽量靠近主动脉损伤部位以能够保留尽量多的肋间血管供血至脊髓。如果要应用主动脉旁路,应进行相应插管。

　　主动脉阻断前 5 min,提前告知麻醉师,准备静脉给予甘露醇及血管扩张剂(如硝普钠或硝酸甘油)。如果要应用人造血管,应选择好适当尺寸,最常见的是 16、18 或 20 mm 编织涤纶血管。当一切都准备好了之后,如果有主动脉损伤则开放主动脉旁路,然后阻断主动脉近端、远端和左锁骨下动脉并注意计时。在损伤最重的部位横向切开主动脉,评估受伤程度。绝大多数情况下可以看到主动脉内膜和肌层完全横断,两断端之间有几厘米宽的裂隙。注意要将主动脉断端和食管游离开来,以避免全层缝合时损伤食管,造成继发性主动脉食管瘘。修补可以采用一期缝合,用 3-0 Prolene 线连续缝合,保证内膜与内膜对合整齐。更多的情况是置入一段短的人造血管(3~4 cm 长),同样用 3-0 Prolene 线先吻合近端,再吻合远端。远端吻合完成前排气,先松开远端主动脉和左锁骨下动脉阻断钳,然后一点点地缓慢松开近端阻断钳以免发生血压突然下降。吻合口出血点可以用带垫片的 4-0 Prolene 线褥式缝合修补,缝合和打结时用侧壁钳或手指部分阻断主动脉以降低主动脉壁张力。

　　手术死亡率往往取决于患者的合并损伤。手术最严重的并发症是脊髓缺血引起的截瘫,发生率4%~20%。目前尚没有任何一种方法(包括旁路)有足够确切的证据表明它比其他方法在预防截瘫方面有优越性。因为截瘫的发生还受到诸多可变因素的影响,如脊髓血管供应的变异、围手术期低血压或休克时间的长短、术中脊髓缺血时间的长短、术前神经系统的状况、阻断钳之间阻断主动脉的长度以及由于手术造成的永久性脊髓血供的丧失等,而这些因素在不同的研究中根本无法统一地加以控制。

　　术后常见的肺部并发症包括肺不张、呼吸衰竭、肺部感染及ARDS等。对于有肺挫伤和可能发生ARDS的患者,要严格控制液体输入量。对于血流动力学稳定的带气管插管的患者,呼气末正压(PEEP)通气可以帮助减少肺不张,必要时行气管切开。注意充分镇痛,鼓励患者下床活动。术后出血有很多情况是低温、酸中毒和大量输血后引起的凝血功能障碍所致,所以要检测凝血功能,必要时补充相应的血液成分,有时,胸腔引流液可收集回输。人造血管移植后,要特别注意避免菌血症。在对危重患者初期抢救时,许多静脉通道或血管内置管是在消毒并不十分严格的情况下置入的,术后在监护室患者稳定的情况下,这些管道应重新置入,术后抗生素的用量和时间也应足够。应建议人造血管移植后的患者在进行如拔牙等侵袭性操作时,预防性地服用抗生素。

　　(2)升主动脉破裂:由于大出血或心脏压塞,升主动脉破裂的患者很少能够存活至医院,故临床上该类患者并不多见。和自发性升主动脉夹层一样,升主动脉破裂必须行急症手术。如果因为颅内或腹腔出血需要作开颅或剖腹手术,则必须和主动脉修补同时进行。

　　手术方法是胸骨正中切口,全身肝素化,股动脉–股静脉体外循环转流,升主动脉阻断,心脏停搏等。体外循环方法也可根据升主动脉损伤情况,在升主动脉远端(或主动脉弓近端或右锁骨下动脉)和右心房或右上肺静脉之间插管建立体外循环。通常须置换一段人造血管。手术方法和升主动脉瘤手术基本类似,只是很少涉及主动脉窦、冠状动脉和主动脉瓣,人造血管所需要的长度也较短。如果损伤累及主动脉弓部,可将切口延伸至颈部以利于暴露。如果升主动脉远端损伤情况重,可以考虑在深低温停循环下实行无阻断的开放对端吻合。

　　(3)主动脉弓损伤:主动脉弓简单的损伤可以直接缝合修补,严重的损伤或主动脉弓假性动脉瘤形成且主动脉破口大时,需在体外循环下行补片修补或主动脉弓置换术。手术一般采取深低温停循环的方法,经股动脉和右心房或右上肺静脉插管建立体外循环,鼻咽温降至15~18 ℃,脑电图监测示零电位时,停止体外循环,并配合其他脑保护措施,如头部戴冰帽、甲泼尼龙经静脉和体外循环机各15 mg/kg、术中头低位30°、术中及术后静脉注射甘露醇脱水等。在此情况下,停循环45 min是安全的。如果手术复杂,估计停循环时间超过45 min,可行右锁骨下动脉或无名动脉低流量[约10 mL/(kg·min)]灌注或经上腔静脉低流量(同前)逆行灌注,有利于脑保护。

二、主动脉弓分支钝性损伤

　　受伤机制和胸主动脉破裂一样,都是身体突然的减速或加速,从而造成主动脉弓分支起始部撕裂。其中最常见的是无名动脉损伤,左颈总动脉和左锁骨下动脉钝性损伤较为少见。其症状体征可有上肢缺血表现、伤侧脉搏减弱、血管杂音、周围血肿等。这些损伤在胸部 X 射线片上表现为上纵隔影增宽,并常伴有左胸顶血肿所致左胸顶"帽状"阴影及气管右移。确诊需做血管造影。经食管内超声对主动脉弓分支不能很好地显示。

无名动脉损伤手术可经胸骨正中切口,并将切口延长至右颈部以获得对无名动脉破裂处远端的控制。如果损伤处有活动性出血,则在无名动脉起始部的主动脉上置放一侧壁钳以控制出血,并用 4-0 带垫片 Prolene 线连续缝合闭合无名动脉近端。也可在升主动脉-右颈动脉外转流下(在升主动脉和远端颈动脉之间架一临时人工血管桥进行外转流术),再在升主动脉上置一侧壁钳,并用 4-0 或 5-0 Prolene 线将一内径为 8~10 mm 的人造血管端-侧吻合在升主动脉上,人工血管另一端以端-端或端-侧方式吻合在无名动脉远端。如果损伤处没有活动性出血,则应先进行人工血管的吻合以减少脑缺血的时间(图 3-23、图 3-24)。

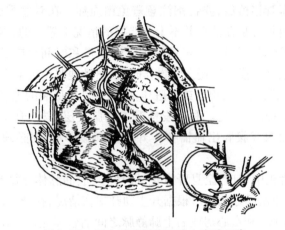

图 3-23　无名动脉损伤及建立旁路示意

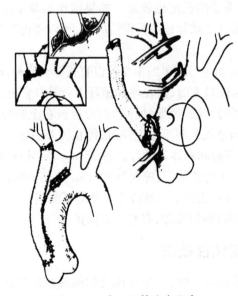

图 3-24　人工血管吻合示意

左颈总动脉和左锁骨下动脉钝性损伤手术途径为经胸骨正中切口和左前外侧切口（第3～4肋间）或二者联合切口进行暴露。对于不稳定的患者,经左前外侧切口入路能迅速进行近端控制,套入止血带控制出血(图3-25)。为获得远端控制,正中切口经左胸锁乳突肌前缘延长至颈部,左锁骨下动脉损伤需作一锁骨上切口以暴露远端血管。同无名动脉损伤一样,通常采取受损血管近端缝闭,人造血管与升主动脉端-侧吻合后再与远端血管进行端-端吻合,也可用人工血管连接远近端锁骨下动脉。

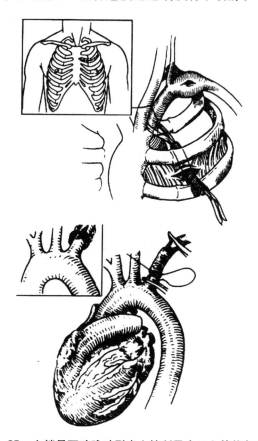

图3-25 左锁骨下动脉破裂出血控制及人工血管修复示意

三、创伤性假性动脉瘤

如果在急性期没有得以诊断,存活的患者将发展为慢性假性动脉瘤,实际上它是主动脉壁破裂出血,被主动脉管壁外层结缔组织和邻近组织或器官所包绕而形成局限性血肿,血肿机化后形成外层瘤壁,瘤壁部位无内皮层存在。Parmeley 及 Bennett 等分别报道 2% 及 5% 的急性主动脉损伤的病例有机会形成假性动脉瘤。临床症状主要有瘤体压迫引起的胸痛、声嘶、咳嗽、吞咽困难、上腔静脉阻塞等,瘤体附壁血栓脱落导致栓塞症状及瘤体局部或全身感染所致发热等。一些患者是在常规 X 射线检查发现主动脉阴影而得以确诊。由于慢性假性动脉瘤半数最终会发生破裂大出血,所以慢性假性动脉瘤被诊断后,应予以手术治疗。手术方法与急性主动脉破裂基本类似。手术死亡率一般小于 5%。

四、胸内大血管穿透伤

【受伤机制】

受伤机制为火器伤及刺伤。二者在临床表现上有所不同,火器伤患者中有 75% 存在神经功能损害,而刺伤患者则仅有 29% 存在。

【诊断与一般处理】

相对于钝性损伤而言,穿透伤的诊断和处理一般要更直接一些。伤口及穿透伤道邻近的结构是易损伤的部位。当然,子弹进入体内后,其弹道并不一定是入口与出口或体内残留点的连线,但如果子弹入口在胸前乳头内侧或背部肩胛骨内侧,则伤及纵隔内大血管的可能性就很大。

如果患者病情稳定,可以进行动脉造影术,它能够显示出损伤的范围、假性动脉瘤、动静脉瘘、内膜断裂及动脉闭塞等情况。但临床上大多数患者病情不稳定而不允许接受此检查,故动脉造影术对于穿透伤患者临床应用受到限制。

当患者到达急诊室后,应迅速对患者生命体征、呼吸道通畅度、血容量丢失程度、有无心脏压塞、有无血气胸、有无外在的血肿及其是否压迫气管、伤侧的桡动脉和(或)颈动脉搏动是否消失或减弱等情况进行检查和判断。迅速建立静脉通道并输入足够的晶体和胶体以恢复血容量,多数情况下需行气管插管并保证足够的通气。拍摄胸片,必要时行胸腔闭式引流术。

在这种时候,患者可以被分为 3 类情况。第 1 类是患者极度垂危,处于严重的休克状态,输入液体无反应,但仍有生命体征,这时需要立即在急诊室行开胸术。气管插管并行正压通气后,经左前外侧切口第 4 肋间入胸,其目的在于解除心脏压塞,控制胸腔内出血,通过暂时性地钳夹降主动脉以升高中枢血压,进行胸内心脏按压等。对于这种胸内大血管穿透伤的患者,要尽可能地抓紧时间进行手术探查,因为对这类患者,手术是唯一可选择的方法。对于仍有生命迹象,但由于急性心脏压塞而发生心脏停搏者,急诊室开胸复苏的成功率约为 8%。第 2 类是补充血容量后情况仍不稳定但血压尚能维持或有进行性扩大的血肿者,这类患者需要立即在手术室行开胸手术。第 3 类是病情稳定的患者,这种情况,医师有时间进行动脉造影,通过内窥镜或食管造影等检查以明确损伤的部位和范围,以及有无其他重要纵隔器官如气管及食管损伤。

【手术治疗】

在手术室开胸手术中,切口的选择极其重要。如果患者左胸腔出血难以控制且不知其具体来源,推荐采用左前外侧切口,消毒铺巾时要留有余地,以便术中能横断胸骨,切口延长至右侧变成双前外侧切口。若胸前的损伤怀疑伤及升主动脉或主动脉弓大分支,则采用胸骨正中切口,并延长至颈部以暴露主动脉弓大分支。若考虑降主动脉损伤,则采用左后外侧切口。左锁骨下动脉起源于主动脉弓后方并向后外侧走向,故其近侧段损伤显露最为困难。和所有血管手术一样,大血管手术也必须遵守以下原则,如先获得近端和远端的控制,修补时勿使管腔狭窄及无张力的吻合等。大血管的损伤应尽可能地进行修补或移植,因绝大多数情况下其缺乏足够的侧支循环,如结扎单侧的颈动脉可使1/3 的患者出现严重的神经功能损害。搭桥可使用合成的涤纶或 Gore-Tex 人造血管〔1970 年 Gore 研究出膨体聚四氟乙烯(PTEF),可使 PTEF 塑料成为近似海绵结构的含孔弹性体,拉伸成的人工血管商品名称为 Gore-Tex〕,补片最好采用自身的静脉材料,但也需外衬一层人工血管片,以防日后出现动脉瘤。锁骨下血管较脆且活动度小,大多数情况下需要置换一段人造血管。

1. 升主动脉损伤

可通过胸骨正中切口获得良好的暴露。先用手指压迫控制出血,然后边退手指边用4-0 Prolene 线缝合修补伤口。如果手指压迫无法控制,则可经损伤处插入 1 根球囊导管,充气后轻轻牵拉压迫控制出血(图 3-26)。如果后壁也同时受损,可能需要在体外循环下进行修补。修补完成后一定要检查其他大血管有无损伤。若就诊时生命体征尚能维持,手术存活率约为 50%。

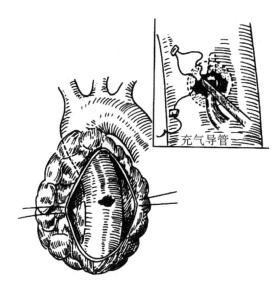

图 3-26　升主动脉损伤修复示意

2. 主动脉弓及其分支损伤

采用胸骨正中切口并延长至颈部。主动脉弓简单的损伤可以直接缝合修补,复杂的损伤如主动脉弓后壁损伤或合并有肺动脉损伤,建议在体外循环下进行修补。和升主动脉损伤类似,手术存活率约为 50%。相比之下,主动脉弓分支的损伤更为多见。按照一般的原则,发出椎动脉前的近段右锁骨下动脉及距开口 2 cm 内的右颈总动脉的任何损伤都要通过胸骨正中切口以获得近端控制。切口可向颈部或沿锁骨延长以获得远端控制。无名动脉损伤,须游离并牵拉左无名静脉以暴露右锁骨下动脉和右颈总动脉近段,必要时可结扎切断左无名静脉以获得良好的暴露并避免静脉牵拉伤(图 3-27)。也可先将左无名静脉切断,断端暂时夹闭,待动脉损伤修复好后再重新吻合。无名动脉的穿透伤多位于其远段,也可发生在其任何部位。若损伤较小,可直接缝合修补。若缺损较大,需行血管移植术,先用侧壁钳夹闭升主动脉侧壁,然后将一段人造血管与升主动脉行端-侧吻合,再与无名动脉远端吻合。若合并气管或食管伤时,在修复后,应取胸大肌或胸锁乳突肌瓣移植于修复的血管和气管、食管之间,并术后加强抗感染。左颈总动脉损伤的手术途径和方法与无名动脉基本相同。

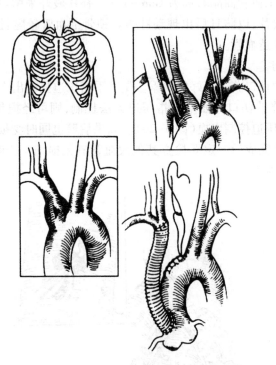

图3-27　无名动脉穿透性损伤及修复

　　锁骨下动脉的显露最为困难(图3-28、图3-29)。手术中最重要的一点是取得近端控制,右锁骨下动脉的近端控制可通过胸骨正中切口完成,必要时切断无名静脉或颈静脉以获得右锁骨下动脉近段的显露。左锁骨下动脉近端的显露,可通过左前外侧切口或后外侧切口第3或第4肋间入胸,能够很容易地显露主动脉弓上的左锁骨下动脉起始处。锁骨上切口用来显露发出椎动脉水平的中段锁骨下动脉,锁骨下切口则可暴露更远段的锁骨下动脉。无论是左侧或右侧锁骨下动脉损伤,都可切除一段锁骨以帮助显露,而联合行锁骨上和锁骨下切口可避免锁骨切除。切口可以沿锁骨下动脉走行,逐层分离直到完全暴露近段和远段。锁骨下动脉损伤常常需要血管移植,可采用自体大隐静脉或直径为6 mm的Gore-Tex人造血管。修补术中,注意避免伤及膈神经(在前斜角肌前表面走行)、迷走神经(右侧与右颈总动脉伴行并从右锁骨下动脉前方跨越)、喉返神经(右侧环绕右锁骨下动脉并在右颈总动脉后方上行)、臂丛神经及左侧的胸导管和右侧的颈淋巴导管。锁骨下动脉损伤常伴有臂丛神经损伤,术前仔细检查并记录臂丛神经功能状态非常重要。

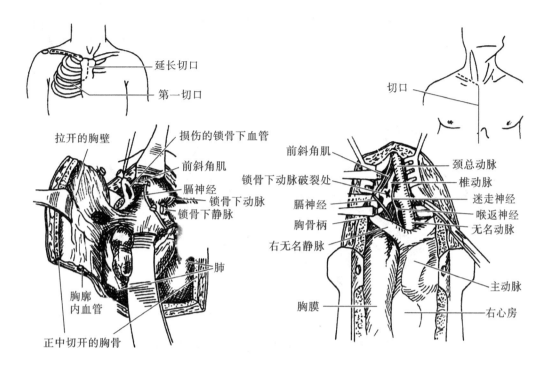

图 3-28　右锁骨下动静脉损伤暴露

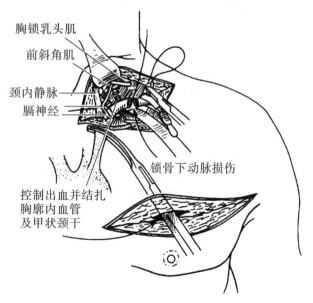

图 3-29　左锁骨下动脉损伤暴露

3.降主动脉损伤

入院前死亡率高达85%。如果初诊时未考虑主动脉损伤,则入院后最初48 h内死亡率为50%。这类损伤多伴有左侧大量血胸。手术经左胸后外侧切口,阻断主动脉以获得近端和远端控制后进行修补(图3-30)。

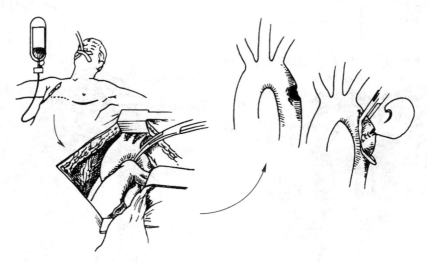

图3-30　降主动脉穿透伤紧急控制与修复示意

4.腔静脉损伤

上腔静脉的损伤多伴有无名动脉、颈静脉或无名静脉的损伤。尽管颈静脉或无名静脉可以结扎,但上腔静脉必须重建。取胸骨正中切口或右前外侧切口第4肋间显露血管,控制出血。大多数腔静脉裂口都可做一期修补缝合。缝合时需用生理盐水反复冲洗裂口,摘除腔内血栓,并注意防止外膜嵌入血管腔内。连续缝合不宜过分拉紧线,以避免引起管腔狭窄。缺损过大时,可用自体心包或自体静脉材料或人造血管补片,在断裂损伤无法进行修补或补片时,可作端-端吻合。如缺损过长或端-端吻合张力过高,则做血管移植。通常认为人造血管静脉移植远期通畅率不够理想,大多数学者建议尽量采用自体静脉材料,如螺旋成形的大隐静脉或股静脉等进行血管移植。目前也有部分学者认为采用涤纶人造血管进行血管移植同样安全且更加简便。在修补或吻合术中,可采用内分流法保证回心血流和无血术野,即从右心耳插入带有侧孔的导管,在裂口的远近端收紧围绕腔静脉的阻断带以控制破裂口出血(图3-31)。

心包内下腔静脉损伤引起急性心脏压塞,死亡率很高,特别是下腔静脉与右心房连接部位的损伤。下腔静脉的显露极其困难,只能通过股静脉插管至腹段下腔静脉建立体外循环下进行显露和修补(图3-32)。修补时,切开右心房,放入一带气囊的导管(如Foley导尿管)入下腔静脉,充气后阻断回血,然后经右心房在下腔静脉腔内修补破口。

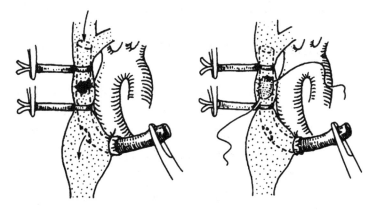

图3-31 上腔静脉损伤控制及修复示意

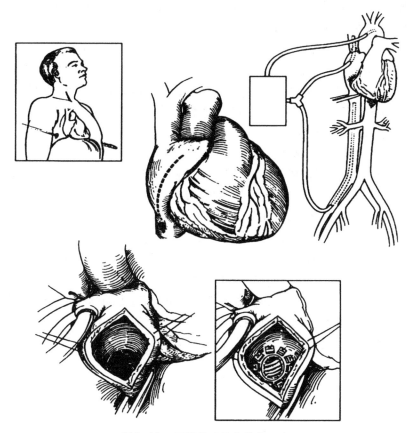

图3-32 下腔静脉损伤修复示意

5. 肺血管损伤

心包内肺血管损伤的患者到达急诊室时病情都极危重,其损伤并无特征性,术前往往诊断为血性心脏压塞,经开胸探查后方能证实。通常采用胸骨正中切口或双侧前外侧切口途径,主肺动脉及左肺动脉近段较容易显露,心包内右肺动脉在上腔静脉与升主动脉间分离显露。通常需要用手指压迫止血,然后缝合伤口。肺动脉前壁的破口可以直接缝合修补,后壁的损伤通常需要在体外循环下进行修补。心包内肺血管损伤的死亡率大于 70%。

心包外肺血管如肺门处或主要分支损伤的患者,临床表现主要是休克、大量血胸、呼吸困难及咯血等。手术经患侧的后外侧切口第 4 或第 5 肋间入胸后,先用手牢牢控制肺门,再用另一只手拿一把无损伤血管钳将整个肺门阻断以控制出血,然后再辨认出受损血管并加以修补。如果一叶的肺动脉难以修补,可以将其结扎。由于支气管动脉的血供一般足以使肺组织保持活性,所以单纯结扎肺动脉不会引起肺坏死。如果肺静脉需要被结扎,则其所回流的肺叶应该被切除以避免肺淤血水肿,发生咯血。

肺血管损伤所特有的并发症为空气栓塞,它是由于空气经肺门等处的肺静脉破口或经肺静脉-细支气管瘘进入体循环,造成包括脑部动脉和冠状动脉等血管的栓塞,正压通气技术可使空气栓塞更易发生。肺静脉内压力正常约为 5 cmH_2O,正压通气时气管导管内压力峰值一般约 30 cmH_2O,而便携式带活瓣的呼吸囊能产生超过 120 cmH_2O 的压力。研究表明,气道压力超过 60 cmH_2O 时,将促使肺静脉-细支气管瘘的产生并使空气栓塞发生率增高。其临床表现为突然发生的偏瘫、癫痫发作或心室颤动等,常在正压通气开始后出现。诊断空气栓塞后,应立即行开胸手术,阻断肺门以防止进一步的空气栓塞,在心尖及升主动脉排气,进行胸内心脏按压,通常还需行肺叶切除术。也可考虑行体外循环排气,但抢救成功的报道罕见。

6. 外伤性主动脉-腔静脉瘘

胸部穿透伤偶尔可以造成升主动脉与上腔静脉交通而引起主动脉-腔静脉瘘,其临床表现据瘘口大小而异,局部出现大量左向右分流,上腔静脉压急剧增高,颈静脉怒张和进行性心功能不全。胸部听诊可在分流部位听到连续性杂音,彩色多普勒和主动脉造影可以确定诊断和分流部位,右心导管检查可以了解血流动力学变化。

主动脉-腔静脉瘘诊断确立后,手术修复是唯一合理的治疗方法。手术取胸骨正中切口,经股动脉及上、下腔静脉插管建立体外循环,升主动脉阻断钳和上腔静脉阻断带均应置于瘘口的远端。在完全心肺转流和心脏停搏下,探查主动脉-腔静脉瘘,应用自体心包片或人工织物分别修复主动脉和腔静脉破口。对于陈旧性瘘口则可纵行切开升主动脉前壁,从主动脉腔内显露瘘口,应用人工织物进行修补。

第四章　微创心脏外科手术

第一节　微创冠状动脉搭桥术

　　20 世纪 50 年代后期,在体外循环技术尚未得到广泛应用之前,冠状动脉外科手术包括冠状动脉内膜剥脱、冠状动脉节段性切除、以大隐静脉和乳内动脉为移植物冠状动脉旁路移植。1967 年 Kolessov 在不用体外循环心脏跳动下将左胸廓内动脉与前降支作吻合。但早期的不停跳冠状动脉搭桥术遇到 3 个方面的困难:第一,靶血管的移动影响了精确的血管吻合;第二,来自侧支循环的血液影响了手术视野;第三,在搬起心脏做底部血管吻合时,血流动力学不稳定。人工心肺机的发明和晶体液冷停跳心肌保护的研究,使心脏外科医师可以在静止、松软、无血环境下进行心内操作和冠状动脉搭桥术。1967 年 Faval-or 成功地应用大隐静脉作主动脉-右冠状动脉旁路手术,奠定了现代冠状动脉搭桥术的基础,使体外循环心脏冷停跳冠状动脉搭桥术在过去的 30 多年成为一种安全易行的常规手术,并取得了良好的短期和长期的疗效。体外循环冠状动脉搭桥术仍具有内在的缺点,手术死亡和术后并发症主要和体外循环有关。虽然在 20 世纪 80 年代心肌保护技术有了较大的发展,冷血和温血停跳对心肌有更佳的保护作用,但主动脉阻断仍然对缺血的心肌有缺血损伤。体外循环能激活补体系统引起全身炎症反应,造成重要器官损伤。凝血因子的消耗可引起出血并发症。对粥样硬化的主动脉插管、钳夹和微栓可引起脑卒中。另外,常规冠状动脉搭桥术的麻醉和手术过程复杂,一次性耗材多。从理论上说,冠状动脉旁路手术并不需要打开心腔,不需要阻断肺循环血流,所需要的只是一个相对稳定和无血的血管吻合环境,完全可以通过药物控制心跳和暂时阻断冠状动脉血流来达到。90 年代早期,两项发展促进了冠脉搭桥术式的改进:一是胸腔镜技术在胸部手术的应用;二是 Benetti 和 Buffolo 两位学者在南美两个心脏中心成功地进行非体外循环心脏不停跳搭桥手术(off-pump CABG,OPCAB),并取得 1 000 例的临床经验积累。1995 年 Benetti 在胸腔镜辅助下取下左乳内动脉(LIMA),通过左胸小切口,进行微创直接冠状动脉搭桥术(minimally invasive direct coronary artery bypass grafting,

MIDCABG)。从此,微创冠状动脉搭桥术引起了越来越多心脏外科医生的重视,并推动了这一领域外科技术和器械的发展。

【手术适应证与禁忌证】

从理论上说,所有患者均适应微创冠状动脉搭桥术,尤其适用于高龄(≥70岁)、心功能低下(EF<40%)、肝肾功能不良、慢性阻塞性肺疾病、升主动脉钙化、有出血倾向、脑卒中后遗症、再次手术等体外循环高危患者。

微创冠状动脉搭桥术比较理想的对象为:①目标血管直径>12 mm;②血管严重阻塞但有丰富的侧支循环;③血管无弥漫钙化;④左心功能不良;⑤再次搭桥;⑥对 MIDCABG 而言,胸壁较薄,肋间隙较宽。

相对禁忌证为:①心肌内血管小;②弥漫钙化血管,直径<1.5 mm;③巨大左心室合并肺动脉高压;④术中血流动力学不稳定。

对于单纯冠状动脉搭桥术,即不需同期行室壁瘤切除、二尖瓣成形术、室间隔穿孔修补术的患者,均可尝试非体外循环心脏不停跳冠状动脉搭桥术。MIDCABG 适用于单支血管病变,主要是左乳内动脉与前降支的吻合,也可适用于对角支和右乳内动脉、右冠状动脉吻合(右前外侧小切口)。OPCAB 适用于多支血管病变,包括前降支、回旋支和后降支。由于转至外科手术的患者多数有多支血管严重狭窄,故 OPCAB 较 MIDCABG 开展更为普及。

【手术步骤与方法】

1. MIDCAB

全身麻醉,双腔气管插管,右锁骨下和左胸后背放置胸外除颤电极。MIDCABG 采用肋间、胸骨旁、部分胸骨劈开等小切口,通常为左第4肋间前外侧小切口,长5~8 cm。直视下或胸腔镜辅助下或机器人辅助下取左乳内动脉蒂。

(1)直视法:通过第4肋间小切口游离一小段乳内动脉后,置入乳内动脉牵开器,逐渐扩大牵开器,直视下游离乳内动脉,分支近端用钛夹钳夹,远端电灼切断,向下游离至第5肋间,向上游离至第1肋间。

(2)胸腔镜辅助下取乳内动脉:左肺萎陷,左第4肋间腋前线放入胸腔镜摄像头,充入二氧化碳气体1.3 kPa(10 mmHg),观察胸腔内有无粘连,并辨认乳内动脉走向。在左第3肋间和第5肋间分别插入电刀和持夹钳,因乳内动脉在第2肋间处无脂肪和肌肉遮盖,故首先从第2肋间开始游离,向下达第5肋间,向上达第1肋骨。分支一般用电刀或超声刀切断,如遇出血则压迫一段时间。然后切开心包,辨认左前降支,正对前降支作第4肋间小切口。也可先作第4肋间小切口,置入胸腔镜,然后游离乳内动脉。

(3)机器人辅助下取乳内动脉:与胸腔镜相似,只是胸腔镜机械臂的移动由外科医师的声音控制。

乳内动脉取下后,肝素化(10 000 U),远端离断、修剪,湿纱布包裹备用。通过第4肋间小切口,放置血管固定器,固定前降支,以7-0或8-0缝线将左乳内动脉与前降支作直接吻合,吻合完毕后固定乳内动脉蒂,多普勒超声检查血流量,鱼精蛋白中和肝素,缝合心包,放置胸腔引流管,肺复张,关闭切口。

2. OPCAB

采用前胸正中切口,胸骨全部劈开。按常规取左乳内动脉和大隐静脉。通常肝素剂量为 1.0~1.5 mg/kg,维持活化凝血时间(ACT)在 200~300 s 之间。悬吊心包,轻轻搬动心脏,在左肺静脉心包返折处、斜窦和下腔静脉心包返折处放置心包深部牵引缝线。首先进行左乳内动脉与前降支的吻合,这样心脏才能耐受进一步的牵引和压迫,然后依次完成对角支、钝缘支和后降支的血管重建。

显露前降支和对角支时,拉紧第 1、2 心包牵引缝线,放松右侧心包悬吊缝线,手术床向右侧倾斜。前降支远端吻合处放置血管固定器,解剖心外膜,显露前降支,切开后放置冠状动脉腔内分流栓,以 7-0 或 8-0 缝线连续缝合将乳内动脉与前降支作吻合,打结时将分流栓取出。同法完成对角支远端吻合口。显露回旋支时,手术床右倾并头低脚高位(Trendelenburg 位),放松第 1、2 心包牵引缝线,收紧第 3、4 心包牵引缝线,增加心脏左侧面与心包之间的间隙,心脏可满意地显露钝缘支,放置血管固定器,完成钝缘支远端吻合口。进行后降支远端吻合时,则手术床左右放平,仍头低脚高位。在钝缘支和后降支远端吻合时,心脏受压,静脉回流减少,收缩压和心排量可下降,中心静脉压可升高,此时需麻醉师给予适当剂量的去氧肾上腺素和增补容量,维持收缩压在 90 mmHg 以上。如远端吻合口在右冠状动脉主干,则放松所有心包牵引缝线,在右房室沟处缝一牵引缝线,向左上方牵引,再阻断、切开右冠状动脉。尤其狭窄程度较轻时,房室结血供受到影响,心率减慢,应准备提高心率药物或起搏器。在作最后一个远端吻合口时,麻醉师开始控制性降压,使收缩压在 90~100 mmHg 之间。所有远端吻合口完成后,部分钳夹升主动脉,切开打洞,修剪移植物长度,以 5-0 缝线连续缝合完成所有近端吻合口。多普勒超声检查血流量,鱼精蛋白中和肝素,缝合心包,放置胸腔引流管,合拢胸骨。

使用冠脉腔内阻断器和分流栓可减少冠状动脉切口出血,向两侧牵引能显露切缘便于缝合,并能防止缝至后壁,分流栓还可保证吻合口远端的血流灌注,减少心肌缺血。也可用橡皮筋缝线阻断吻合口上下冠状动脉血流,但忌用 Prolene 缝线,尤其是吻合口远端冠状动脉,以避免切割损伤,造成冠状动脉狭窄。应用二氧化碳气雾冲水装置,可改善术野清晰度。术中应用 β 受体阻滞剂(艾司洛尔)和钙通道阻滞剂(地尔硫䓬)减慢心率,也有助于减少靶血管运动幅度,便于血管吻合。

术中应注意保持患者的体温在 36 ℃ 以上,包括控制室内温度、静脉补液和冲洗液的加温,并应用变温毯。体温过低有发生心室颤动的危险,并增加外周血管阻力,造成术后高血压。手术台上应常规备好除颤器和体外循环插管。在做微创冠状动脉搭桥术的起步阶段,应准备体外循环机并预充和排气。

【临床疗效】

微创冠状动脉搭桥术可取得与常规冠状动脉搭桥术相同的疗效,有些甚至优于常规搭桥术。术后患者恢复快,少数患者可在手术室拔管,ICU 观察时间仅数小时,住院时间缩短至 3~4 d。出血、输血少,60%~70% 的患者术后不需输血。医疗费用可减少 30%~50%。

微创冠状动脉搭桥术手术死亡率为 0 ~ 2.3%。Pfister 报道 245 例 MIDCABG 和 318 例 OPCAB,死亡率为 1.5%,1996 年后降为 0.5%,围手术期心肌梗死发生率为 0.5%,卒中发生率仅为 0.2%。Puskas 将 51 例多支血管微创搭桥与 248 例常规搭桥患者进行病例匹配作前瞻性研究,结果为微创组无手术死亡,而常规组死亡率达 1%~6%,微创组无卒中、围手术期心肌梗死、出血等手术并发症,平均术后 3 d 出院,输血量减少 50%,医疗费用减少 1/3,26 例患者术后冠脉造影,血管通畅率 95.5%(41/43),所有乳内动脉保持通畅。对于体外循环高危患者,微创冠状动脉搭桥术能降低手术死亡率和并发症发生率。Atom 将 3 171 例冠心患者分成低危(预计死亡率<2.6%)、中危(预计死亡率 2.6%~9.9%)和高危(预计死亡率>10%)3 组,OPCAB 与常规 CABG 的手术死亡率均为 3.4%,在低危险患者和中等危险患者组也无明显差别,但在高危患者组两者差异非常明显,分别为 7.7% 和 28.8%(P=0.008)。Rizzo 报道高危患者微创搭桥组预计手术死亡率为 6.1%,但实际无死亡,而低危患者常规搭桥组实际死亡率为 2.4%。Racci 报道 70 岁以上患者冠状动脉搭桥术后的卒中发生率,OPCAB 和常规 CABG 分别为 0 和 9.3%。微创冠状动脉搭桥术并不降低吻合口通畅率,术中血管造影、多普勒、热敏显像等方法评价,早期微创冠状动脉搭桥术吻合口通畅率为 92%~96%,使用血管固定器后提高到 96%~98%,而常规冠状动脉搭桥术吻合口通畅率为 96%~99%,无明显差别。Bedi HS 报道 100 例三支血管病变患者行 OPCAB,平均搭桥数 3.8,35 例出院前冠脉造影提示血管通畅率 97.8%。虽然微创冠状动脉搭桥术的远期生存尚无确切数据,但 Calafiore 报道早期随访微创冠状动脉搭桥术 18 个月生存率为 99%。Gundre 等也认为多支血管病变的非体外循环手术患者和体外循环手术的患者相比也具有相同的寿命和远期效果。

【发展前景】

由于人口逐渐老龄化,冠心病发病率逐年上升,将成为发达国家和发展中国家人群的主要致死病因。冠心患者群的年龄在升高,同时伴随其他疾病,许多患者成为体外循环高风险患者,如再次手术、高龄、左心室功能不全、慢性肾功能衰竭、慢性阻塞性肺疾病、升主动脉粥样硬化患者。随着冠状动脉介入治疗的普及及其适应证的不断扩大,外科手术患者多数为严重多支血管病变。因此,进行 OPCAB 的单位和病例数将不断上升。

随着电脑和机器人技术的发展,以及患者的需求增加,微创冠状动脉搭桥术将朝着切口更小、创伤更小的方向发展,创伤和并发症发生率最终降低到接近冠状动脉介入治疗,而远期效果又优于介入治疗。1998 年第 1 例机器人辅助冠状动脉搭桥术在欧洲获得成功,目前为止已有丰富的临床应用经验,但只局限于单支血管病变,机械臂辅助下取乳内动脉,通过前胸 5 cm 小切口完成左乳内动脉-左前降支(LIMA-LAD)直接吻合。该技术将得到进一步的研究和发展,估计 5 年后机器人搭桥术将在临床普及,使冠状动脉搭桥术的创伤更小,更为安全和容易。

第二节　微创心脏瓣膜手术

常规心脏瓣膜手术需劈开全部胸骨,解剖纵隔组织,手术创伤大,术后出血多,患者恢复慢。1996 年 Ccrpertiee 通过电视辅助装置经胸部小切口诱导室颤法行二尖瓣成形术获得成功,同年 Cosgrove 经胸骨旁小切口进行主动脉瓣替换术。Mohr 等 1998 年报道利用三维显示系统辅助行二尖瓣置换术。Loul-met 报道利用微小心内摄像机辅助下小切口行二尖瓣修补术。微创心脏瓣膜手术是采用各种胸部小切口,一般长度为 8～10 cm,通过心脏插管或股动静脉插管体外循环,进行心脏瓣膜替换或修补术。

【适应证】

微创心脏瓣膜手术一般适用于心功能较好、心脏不大、无严重肺动脉高压的单瓣膜病变的患者,包括单纯主动脉瓣替换术、二尖瓣替换和成形术、三尖瓣成形术,也有应用于升主动脉带瓣管道替换术。

【手术方法】

患者取平卧位,全麻后插入食管超声(TEE)探头。微创心脏瓣膜手术的手术切口可采用胸骨右旁小切口、胸骨上端部分劈开、胸骨下端部分劈开、右侧第 4 肋间小切口等。胸骨部分横断术后胸骨稳定性较胸骨横断(T 形或倒 T 形切口)要好。

1. 胸骨右旁小切口

右胸骨缘外侧 2～3 cm 第 2～4 肋作切口,分离胸大肌舌,切断第 2、第 3 肋软骨,切开心包,升主动脉和右心耳插管,建立体外循环。此途径早期被用于主动脉瓣替换术,因术后发生胸壁反常运动和损伤乳内动脉而逐渐被废除。

2. 胸骨上端部分劈开

自胸骨切迹下 2 指至第 4 肋间作切口,长 8～10 cm,部分劈开上端胸骨,向右第 4 肋间部分横断,注意保护胸廓内动脉,放置单叶小胸骨撑开器。切开心包,升主动脉插管,或用直的主动脉插管,或用穿刺扩张法插入 DLP18-22 F 股动脉管,右心耳插入 DLP46/48 F 扁平的单根双级静脉引流管,建立体外循环。或上腔静脉插入直角引流管,部分体外循环后,下腔静脉插入普通静脉引流管,开始全体外循环。上腔静脉套带较容易,下腔静脉套带阻断钳则通过剑突下心包引流切口从胸骨后插入心包腔,从而节约切口空间,便于操作。主动脉阻断采用臂为蛇形可弯曲的 Cosgrove 阻断钳。

3. 胸骨下端部分劈开

切口自第 2 肋间至剑突,胸骨于第 2 肋间向右横断。切开心包后,向下牵引升主动脉,用穿刺扩张法插入 DLP18-22 F 股动脉管,右心房显露较好,可按常规插入静脉引流管。

4.右侧第4肋间小切口

全身麻醉后,右胸抬高30°,右侧第4肋间前外侧作切口,长8~10 cm,膈神经前方2 cm纵行切开心包。升主动脉显露较差,宜采用穿刺扩张法插入 DLP 18F 股动脉管或改为经股动脉插入动脉灌注管,上、下腔静脉可按常规插管或插入直角管。主动脉阻断采用臂为蛇形可弯曲的 Cosgrove 阻断钳,或诱导室颤下,或主动脉不阻断心脏不停跳下完成心内操作。

由于微创心脏手术切口较小,显露较差,切口应选择正对病变瓣膜上方。微创主动脉瓣替换术可选择胸骨右旁小切口、胸骨上端部分劈开切口,微创二尖瓣手术可选择胸骨上端部分劈开、胸骨下端部分劈开和右侧第4肋间小切口,如选择胸骨上端部分劈开,则心脏切口应采用右房-房间隔-左房顶切口显露二尖瓣,胸骨下端部分劈开和右侧第4肋间小切口则可通过房间沟显露二尖瓣。

微创心脏瓣膜手术的心肌保护和排气十分重要。体温降至26 ℃并在心脏周围放置隔热泡沫塑料垫可有效地减少周围组织对心脏的热传递,应用4∶1冷血停跳液每25 min灌注一次,可有效地保护心肌。主动脉根部插管,负压吸引排气直至准备停体外循环。术中经食管超声(TEE)可监测排气是否彻底、人工心脏瓣膜开闭活动、心脏瓣膜修补满意度等。心脏切口关闭后主动脉根部吸引排气,TEE 监测心腔内无气泡后停止体外循环。在体外循环结束前放置心外膜起搏线,心包和纵隔引流管由胸骨后剑突下引出。

利用 Port-Access 技术建立体外循环和内镜的辅助,可进一步缩小切口,减少手术创伤。具体做法是胸部小切口、直视下阻断主动脉、内镜辅助、离心泵辅助静脉引流、股动脉灌注。

【结果】

已有许多文献报道微创心脏瓣膜手术的手术死亡率和并发症发生率与胸骨全部劈开下瓣膜手术无明显差别。据美国胸外科医师学会(STS)的数据库资料显示,1997 年择期二尖瓣成形术死亡率为 1.4%,二尖瓣替换术死亡率 3.1%,主动脉瓣替换术死亡率2.5%。Cosgrove 报道115 例微创心脏瓣膜手术,总手术死亡率为 0.87%,单纯主动脉瓣替换术死亡率为2%(1/50),出血并发症1%,脑梗死并发症3%。此外,微创心脏瓣膜手术还有许多优点:术后疼痛轻;恢复更快,更平稳;出血少,可不输血或少输血;美学效果好;降低医疗费用。克利夫兰诊所的平均住院时间从8 d 降至5 d,平均输血1.1 U,医疗费用降低19%。Cohn 报道微创心脏瓣膜手术患者满意率增加的同时医疗费用大大降低。

第三节　微创先天性心脏病纠治术

1991 年 Levinson 报道利用胸腔镜辅助施行 PDA 结扎术,1993 年 Bueke 等报道用类似方法完成一例体重仅 575 g 早产儿 PDA 结扎术。1997 年 Levinson 通过剑突下途径、

Fontana 通过右侧前胸壁小切口、Serraf 通过右侧腋后线肋间小切口、Gundy 通过部分胸骨切开完成房间隔缺损修补术。Lin 等报道通过右侧前胸壁小切口完成室间隔缺损的修补。微创先天性心脏病纠治术是采用各种胸部小切口(8~10 cm),通过心脏直接插管或股动静脉插管体外循环进行心内修补。微创手术具有术后疼痛轻、恢复快、出血输血少、美学效果佳、医疗费用低等优点。对于儿童患者,可明显减少成长后的潜在并发症,如脊柱侧弯畸形、翼状肩胛、胸部畸形、瘢痕和慢性疼痛。

【适应证】

按照心胸外科的经验,有近一半的先天性心脏病能够采用微创治疗。但是微创手术对先天性心脏病患儿的年龄及体重也均有一定要求。

心脏的微创手术总体上要求在现有的技术水平下,医生用最佳的方法,保证患者最小的创伤、最好的体内环境、最小的心理创伤。单纯性的动脉导管未闭、房间隔缺损、室间隔缺损和肺动脉瓣狭窄能够采用微创治疗,但也要视其详细病情决定,并不是这四类先天性心脏病都能采用微创手术治疗。

【手术方法】

微创心脏手术的心肌保护和排气十分重要。体温降至 26 ℃并在心脏周围放置隔热泡沫塑料垫可有效地减少周围组织对心脏的热传递,灌注冷血停跳液,可有效地保护心肌。主动脉根部负压吸引排气直至准备停止体外循环,防止空气栓塞。术中 TEE 可监测排气是否彻底、先天性心脏病有无残余漏等。

切口选择和体外循环建立基本与微创心脏瓣膜手术相同,有胸骨上端部分劈开、胸骨下端部分劈开、右侧第 4 肋间小切口和右腋下小切口。胸骨上端部分劈开可满意地显露主动脉、肺动脉和右心房,通过右心房切口可较好地显露膜周部室缺。胸骨下端部分劈开可较好地显露右心房、右心室和房间沟。

【结果】

已有许多文献报道微创先天性心脏病纠治术可达到与胸骨全部劈开进行手术相同的手术疗效。Gundry 报道 84 例微创心脏手术,其中通过胸骨上端部分劈开切口纠治婴幼儿先天性心脏病 57 例;Black 报道 23 例婴幼儿通过胸骨下端部分劈开切口进行微创房间隔缺损修补术;刘迎龙报道右前外侧小切口剖胸根治小儿法洛四联症 42 例,均无手术死亡;赵强等报道 45 例微创先天性心脏病纠治术死亡 1 例,与手术技术无关。微创心脏手术并不增加体外循环时间和主动脉阻断时间,平均分别为 51 min 和 26 min。

未来手术发展方向是完全通过内镜辅助下心内缺损纠治术。在跳动的心脏上纠治先天性心脏缺损的方法正在探索,机器人系统可能提供较大帮助。

第五章　心脏外科围手术期处理

第一节　术前重要生命脏器功能评价

一、肺功能评价

肺功能的评价和监测是心脏手术前后一项极重要的工作内容,因为呼吸的基础是细胞与其周围环境间气体交换及生命过程所必需物质的交换。在进行肺功能评价与监测的同时,应当把循环系统的状态一并加以考虑,进行全面的分析判断,才能予以正确的治疗。在进行肺功能评价与监测时,患者的通气功能、氧的传递、血流动力学情况及组织接受和利用氧的能力是4项最基本的内容。

1. 肺容量的评价

(1)潮气量:正常人的潮气量(V_T)一般为 5~10 mL/kg,其中一部分进入肺泡内能够有效地进行肺泡气体交换即肺泡容量(V_a),另一部分则是进入气道和完全没有血流的肺泡,即为无效腔(V_D)。一般无效腔占潮气量的 25%~35%,其值相当于 2 mL/kg。

(2)每分通气量(V_E):指每分钟患者吸入或呼出的气体量,正常成人约为 6 L/min (5~7 L/min)。

(3)最大通气量(MVV):正常男性约 100 L/min,女性约 80 L/min,通常也应根据实测值占预计值百分比进行判定。占预计值低于 76% 为异常。MVV 决定于胸廓、气道、肺顺应性、呼吸肌力等综合因素。因年龄、工种、体力等多种因素而有差异。阻塞性呼吸功能不全时 MVV 明显降低,限制性呼吸功能不全时 MVV 可正常或稍降低。

(4)肺活量(VC):正常为 60~80 mL/(min·kg),是反映通气贮备能力的基本指标。

(5)功能残气量(FRC):正常人的 FRC 为 35~40 mL/kg,或者占肺总量的 35%~40%,体位改变会影响 FRC 值。

2. 气道压力

(1)气道阻力:是气体流入肺内的非弹性阻力。

通气阻力 = (峰压-呼气末正压)/吸入气体流速

气道阻力 = (峰压-静态压-PEEP)/吸入气体流速

正常值为 2 ~ 3 $cmH_2O/(L \cdot s)$。

(2)顺应性(compliance):肺和(或)胸廓的顺应性是指单位压力变化所致的容积变化(1V/1P)。计算公式为:V_T/(平台压-PEEP)。

正常成人的顺应性为 100 mL/cmH_2O,机械通气患者顺应性较正常人低(一般在40 ~ 80 mL/cmH_2O)。

3.呼吸驱动力及呼吸做功

分为中枢性驱动力、呼吸做功、呼吸肌的力度和耐力以及疲劳、吸气力商(IEQ)等。

4.吸入及呼出气体(O_2 及 CO_2)的测定

动脉血氧分压检测可了解肺的换气功能和通气功能,同时测定呼出气的氧浓度,可以算出氧耗及组织用氧情况,也可利用测得的动、静脉血的氧浓度用 Fick 法计算出心排血量。监测呼出气体的 CO_2 可以计算无效腔通气、CO_2 产量及其他通气指标。

5.氧的传送及组织用氧情况

(1)肺的氧合功能:常用 $A-aDO_2$ 及 PaO_2/FiO_2 来评价。

(2)供氧量:单位时间内血液携带氧的含量。供氧量 = 心搏指数×动脉血氧含量×10,正常范围为 550 ~ 650 $mL/(min \cdot m^2)$。

(3)P_{50}:P_{50}是一个表达氧离曲线位置的参考指标,它是指当血氧饱和度($SatO_2$)为50%时的 PaO_2。

(4)混合静脉血氧分压(PvO_2)及静脉血氧饱和度(SvO_2):可评价心排血量,了解组织的耗氧量及其他影响氧传送的因素。PvO_2正常值为31 ~ 44 mmHg,低于正常值表明组织的氧供不足或氧的需求增加,常见于贫血、血容量不足、心源性休克、低氧血症、体循环或肺循环的右向左分流、通气血流比例失调、发热、癫痫发作、寒战、疼痛、甲状腺功能亢进等;高于正常值则表明组织供氧过多(氧流量过大)、存在体循环的左向右分流、高压氧治疗、心排血量增加或机体氧需求减少等。SvO_2正常值为 60% ~ 80%,低于或高于正常值的意义与上述的 PvO_2相同,对于临床治疗均有十分重要的参考意义。

(5)可消耗氧($ConsO_2$):测定血液中提供给组织可利用的最大限度供氧能力。

6.换气功能评价与测定

(1)通气血流比例($\dot{V}/\dot{Q}$):肺泡的通气与灌注于肺泡周围毛细血管血流的比例必须协调,才能保证有效的气体交换。正常肺泡通气量为 4 L/min,血流量为 5 L/min,两者比值为 0.8,如果每个肺泡的通气和血流量能保持一定比例,即使绝对量不同,仍可获得较好的气体交换。当肺泡通气量在比例上少于血流量,则 $\dot{V}/\dot{Q}$<0.8,产生静动脉分流;若肺泡通气量在比例上大于血流量,则 $\dot{V}/\dot{Q}$>0.8,形成无效腔样通气。无论是哪种形式的通气血流比例失调均可造成患者的缺氧,但一般不会引起二氧化碳潴留。通气血流比例目前尚无直接而简便的测定方法。

(2)弥散功能:气体分子通过肺泡膜进行交换的过程称弥散。因 CO_2 弥散能力很强,是 O_2 的 21 倍,故不存在弥散功能障碍,临床上弥散障碍主要指 O_2,后果是缺氧。肺泡弥散量作为肺功能评价的一种指标,它是指肺泡膜两侧气体分压差为 1 mmHg 时,每分钟所透过的气体量(mL)。肺泡弥散量大小与肺泡膜的面积、厚度、膜两侧气体分压差、气体分子量及其在弥散介质中的溶解度有关。凡能影响上述种种因素的病变,均可导致氧的弥散功能障碍而导致机体缺氧,如肺组织广泛损害、肺淤血、肺水肿、肺间质纤维化等。通气血流比例失调,肺气肿也可减少弥散面积和效益,使弥散量减少。目前,临床常用CO 吸入法测定弥散功能,CO 与血红蛋白的结合力比 O_2 大 210 倍,除大量吸烟者外,正常人血浆内几乎无 CO,因此,吸入少量 CO(浓度 0.1%~0.3%)后,它通过肺泡膜与红细胞中血红蛋白迅速牢固结合,血浆 CO 分压立即降为零,根据单位时间内 CO 吸收量和肺泡 CO 分压,即可算出 CO 弥散量。用 CO 单次呼吸法测定弥散量,正常值为 26.47 ~ 36.92 mL/(mmHg·min)。

通过对患者肺功能的测定,可以了解其肺功能的状态,有时还可以利用简单的运动和上下楼梯后的呼吸及心功能情况,帮助了解患者的肺功能储备情况,对于选择手术和制订手术后的治疗护理计划是非常重要的。

二、心功能评价

心功能评价主要指对患者的心血管系统的有关检测和观察参数进行全面评估。常用的参数有心率、血压、心排血量、肺循环和体循环血管阻力等的数值,这些均是重要的生命指标。因此对于心脏病患者进行必要的心功能评价与监测具有极其重要的临床意义,不但可以提供进一步治疗的依据,而且还可以判定患者在围手术期对于治疗的反应,也有重要的提示预后的意义。

【评价指标】

1.心率

对于正常窦性心律的患者可以用触摸桡动脉搏动的方法测量心率,而对于有心律失常的患者则应该用听诊的方法测定,尤其是对于心房颤动的患者,用触摸外周动脉搏动的方法是不能正确计数的。在现代医疗过程中,重症患者的监护均使用各种生命体征监护仪,可以清晰地反映患者的心电波形和心率、心律,给临床治疗提供宝贵的资料。

2.血流动力学

血压是血流动力学评估方面的重要指标,血压动力学内容主要包括体循环动脉血压、中心静脉压、右心房压、右心室压、肺动脉压、肺毛细血管楔压、左心房压、体循环血管阻力、肺循环阻力等。

(1)体循环动脉压(BP):即平时所讲的血压,一般测定的方法可以用普通的水银柱式袖带式血压计或生命体征监护仪上的无创血压测定(NIBP)或有创血压测定(IBP),前者对于一般的患者是最简便易行的,可以在任何情况下使用,反映的血压参数是准确的。对于重症患者,尤其是循环功能不稳定的患者最好应用有创血压监测,即经桡动脉穿刺进行连续性血压监测,可以实时反映患者的血压变化情况,便于及时发现患者血流动力学的异常而予以相应的处理。正常人的血压为(90 ~ 140)/(60 ~ 90)mmHg。

(2)中心静脉压(CVP):将导管插入患者的心房水平的腔静脉内进行测压,可以准确反映患者的静脉压的情况。对于容量负荷的不足或过量,以及心功能不全等均有极好的提示作用,可用于指导临床治疗。正常值为 $6 \sim 12$ cmH$_2$O。中心静脉压测定的插管部位可有多种途径,即经锁骨下静脉、颈外静脉、颈内静脉或大隐静脉、股静脉等。目前一般均使用穿刺的方法置入测压导管。

(3)右心房压(RAP):意义与中心静脉压测定相似,反映的是心脏的容量负荷。右心房压力的正常值为 $1 \sim 6$ mmHg。

(4)右心室压(RVP):可以了解右心室的收缩功能、右心室的后负荷等。右心室压力的正常值:收缩压为 $15 \sim 27.8$ mmHg;舒张压为 $0 \sim 6$ mmHg。

(5)肺动脉压(PA):是重症患者心功能评价中血流动力学测定的一项重要指标,可以反映患者的肺血管阻力情况,如有肺梗死或左心功能不全时,则可以见到肺动脉压力明显增高。肺动脉压正常值:$(15 \sim 27.8)/(5.3 \sim 14.3)$ mmHg,平均压为 20.3 mmHg。

(6)肺毛细血管楔压(PCWP):是一项非常重要的心功能评价指标,可以间接反映左心房的压力,即左心室的容量负荷,测定 PCWP 一般均使用漂浮导管(Swan-Ganz 导管)。肺毛细血管楔压正常值为 $8 \sim 12$ mmHg。

右心房压、右心室压、肺动脉压及肺毛细血管楔压等均可应用漂浮导管(Swan-Ganz 导管)测定,插入的途径可为锁骨下静脉、颈外静脉、颈内静脉或大隐静脉、股静脉等。插漂浮导管时,当导管尖端插至右心房水平时(约至 45 cm 标志处),将 $1.0 \sim 1.5$ mL 的气体注入漂浮导管头部的小气囊内,然后继续将导管向前推进,由于气囊的漂浮作用,将导管引经右心室、肺动脉而至一侧的肺动脉的分支内,沿途可分别测定右心房压、右心室压、肺动脉压、肺毛细血管楔压。

3.心排血量(CO)

(1)热稀释法测定:经漂浮导管的 CVP 接头快速(3 s 内)注入 5 mL 冰盐水($0 \sim 5$ ℃),导管头部的热敏电阻可测定单位时间内血液温度的变化,该温差与心排血量间存在明显相关性。由于此法有一定的误差,故测定时一般至少重复 2 次,取平均值为其结果。现代的心排血量监测仪应用产热线圈或激光产热的方法,仍是利用热稀释原理进行计算,但其结果更准确、误差小,而且受人为因素影响较小。目前已经上市的新型心排血量测定仪有美国的 Baxter 和 OptiQ 等,可以自动每隔数十秒一次地连续测定心排血量。

(2)Fick 法:抽取肺动血和股动脉血测血氧含量(无心内左向右分流者),按公式计算:心排血量(CO)=［基础氧耗量(mL/min)/动静脉血氧差(mL)］×1/10。

用心排血量除以患者的体表面积(m^2)即为心脏指数(CI),用心脏指数表示患者的心脏的排血量是更为实用的,无论体重大小或是成人、儿童均可以用 CI 正确表示其心功能。CI 的正常值为 $3.5 \sim 4.5$ L/(min · m^2)。

【各项检测指标的意义】

(1)CVP 增高:常见于右心衰竭、三尖瓣关闭不全、肺动脉瓣关闭不全、肺动脉高压、肺梗死、心脏压塞及容量负荷过重等。右心系统功能不全时,患者常表现为静脉压明显增高体征,颈静脉怒张、肝大,常易出现胸腹腔积液、腹胀、下肢水肿、面部、口唇发绀等静脉瘀血的临床表现。CVP 降低则常见于血容量不足的情况。

(2)PCWP 增高:见于左心功能不全、容量负荷过重等情况,见于心源性休克、二尖瓣狭窄、二尖瓣关闭不全、左心室顺应性下降、血容量过多等。PCWP 增高常易引起肺间质水肿,此时尽管听诊不到明显的细湿啰音,但由于呼吸膜的增厚,使肺的气体交换能力明显下降,患者临床表现为出现缺氧症状,亦即胸闷、气短、心率增快等呼吸窘迫症状。PCWP 降低则常见于血容量不足等情况。

(3)CI 为 $1.8 \sim 2.2$ L/$(\min \cdot m^2)$ 时,表现为组织的低灌注,可以出现低血压;CI < 1.8 L/$(\min \cdot m^2)$ 时,则出现心源性休克;而在轻度心排血量降低时[CI 为 $2.3 \sim 2.6$ L/$(\min \cdot m^2)$],患者可没有低灌注的临床表现,虽然仍可保持血压在正常水平,但此时必将出现面色苍白、手足发冷、尿量减少、烦躁等低心排血量表现。

【注意事项】

应用漂浮导管时要检查其头部的气囊是否破裂漏气;注入的气体最好是 CO_2,因为万一球囊破裂,泄漏的 CO_2 可以经肺排出而不至于发生严重的气体栓塞并发症。用导管进行左心房测压时必须绝对保证不经此管进入气体,否则会发生脑梗死等严重并发症甚至造成患者死亡。一旦患者情况允许,应尽早去除导管以防长时间应用后发生栓塞或导管败血症。

三、肾功能评价

重症患者肾功能的状态对于整个机体各个病损脏器功能均有明显的影响。如果肾功能不全或出现肾衰竭,则将影响整个治疗效果。因此对于重症患者进行严格的肾功能评价也是一项十分关键的工作。严重的循环功能障碍和呼吸功能不全所造成的低血压、低氧血症、酸中毒等,均可对肾脏构成严重的损害,甚至导致肾衰竭。

急性肾功能不全和肾衰竭(ARF)即肾脏排泄氮质代谢产物的能力急剧下降,导致氮质代谢产物在机体内大量积聚所形成的氮质血症,水、电解质平衡紊乱,并影响到其他器官功能。

【分类】

1.肾前性肾衰竭

当休克或有效血容量明显不足时,全身血液重新分配,肾脏的血流量可比正常时减少 50%~70%,造成肾小球的有效滤过率(GFR)明显降低,原尿明显减少,机体排氮、排酸的能力明显下降,而发生氮质血症和水钠潴留等。早期,这种病变尚未引起肾小管的坏死,因此如能及时发现和治疗,其病变是可逆的。肾前性肾衰竭的常见原因有大量失血、过度利尿、消化道丢失大量液体、皮肤失水、心力衰竭、药物作用、败血症及高黏滞性综合征等。

2.肾性肾衰竭

肾性肾衰竭包括肾实质性坏死和肾小管坏死,其中最为多见的为急性肾小管坏死。该病变常因肾脏血流灌注不足或肾毒性损害所致,其 GFR 迅速下降而造成急性肾衰竭。常见的病因有休克、败血症、体外循环手术中的灌注技术不良、过多的游离血红蛋白阻塞肾小管、肾毒性药物的作用(如氨基糖苷类抗生素、造影剂、环孢素等)。

3.肾后性肾衰竭

一般由外科疾病所致,如结石、肿瘤、血块等引起的输尿管梗阻;膀胱结石、膀胱肿瘤、前列腺肥大、前列腺肿瘤所致的下尿路梗阻等。

【临床表现】

1.肾前性肾衰竭

由于病因不同,因此临床表现亦不相同。如患者是因脱水所致,在患者的病史中就可以问及有否呕吐、腹泻、大量失水、大量利尿等情况;由外伤所致的大量失血导致肾功能不全的原因是显而易见的。体征上患者常有脱水的表现,如思维能力差、反应性差、烦渴、尿量明显减少、体重下降、皮肤弹性差、心动过速、静脉塌陷、血压下降等。实验室检查可有血液浓缩、红细胞压积升高、血尿素氮(BUN)和血肌酐(Cr)升高、BUN/Cr>20、尿比重>1.030、尿渗透压>500 mOsm/(kg·H_2O),尿钠<20 mmol/L、排钠分数(FE_{Na})<1%。

2.肾性肾衰竭

急性肾小管坏死所造成的肾衰竭发生以后,绝大部分患者出现少尿或无尿,肾毒性损害者则先呈非少尿型肾衰竭,而后转为少尿型。一些患者常因严重的氮质血症,水、电解质平衡的紊乱而出现相应的症状,特别是血容量负荷的过度增加所引起的充血性心力衰竭、肺水肿、高血压、代谢性酸中毒以及神经精神症状等;有的患者则由于高血钾而致严重的心律失常乃至心脏停搏。实验室检查患者的血 BUN 明显升高、高血钾、高血钙、高血镁、尿渗透压<350 mOsm/(kg·H_2O)、尿钠>40 mmol/L、排钠分数(FE_{Na})>1%、低血钠、代谢性酸中毒。

急性肾小管坏死的临床过程可分 3 期。

(1)初期:从肾功能不全至确定肾功能衰竭时止。

(2)维持期:数小时至数周或更长。少尿患者肾功能往往在 10~16 d 内恢复;非少尿患者的恢复时间为 5~8 d。急性肾衰竭的并发症多发生在此期。

(3)恢复期:肾功能开始改善,血 BUN 和 Cr 逐渐降至正常。非少尿患者开始进入多尿期,此时宜注意严重水、电解质紊乱的发生。肾功能通常在 4 周内恢复,偶有数月甚至长达 1 年始恢复者。有的患者如原先有肾实质性疾病,则肾功能不能恢复至进一步正常水平。

3.肾后性肾衰竭

系外科性肾衰竭,皆有原发病灶的存在,也同时有相应的临床症状。经病史的询问和仔细的体检,不难做出诊断。

【评价指标】

1.尿量

正常范围>0.5 mL/(kg·h),也是肾灌注充分的一个指标。少尿:成人<500 mL/d,儿童<200 mL/d。

2. 肌酐清除率

血肌酐(Cr)正常值为 50～130 μmol/L。肾功能不全时>200 μmol/L。但是术后肾损害 12～24 h 以后,血 Cr 才开始升高。肌酐清除率和每小时尿量均出现异常时,提示肾小球滤过功能减低。

3. 尿常规

急性肾衰竭时,尿比重 1.010～1.040,尿钠>20 mmol/L。

4. 血尿素氮

正常值为 7.5 mmol/L,氮质血症时>15 mmol/L,其增加的幅度可以帮助判断肾功损害的程度,每天增加的幅度越大,其病情越重。

5. 动脉血气分析

肾衰竭时,pH<7.4,碱剩余(BE)的负值增加。

6. 血清 K^+

肾衰竭时,血清 K^+>5.5 mmol/L。

【无尿或少尿的处理】

应首先明确病因。包括血容量不足、低心排血量、低血压及低氧血症、顽固性酸中毒、严重溶血、大剂量的血管收缩药的应用、肾功能不全、急性肾衰竭等。术中和术后发生较长时间的低血压时,要警惕发生肾衰竭的可能性。血容量不足较多见。可根据中心静脉压低、左心房压低、心率快、烦躁不安、每小时入量<50 mL、血红蛋白<100 g/L、使用镇静药后血压下降等综合判断。补足容量后尿量增加。

1. 低心排血量

较多见,其实质为肾灌注不足。患者循环波动较大,心动过速、四肢凉、多汗、中心体温高,甚至肝大、下肢水肿。治疗应增加容量负荷,静脉使用毛花苷或地高辛 0.2 mg/次,每 4 h 1 次,力争达到洋地黄化量(0.03 mg/kg),增加心肌收缩力改善心功能。根据动脉血压的情况,静脉持续输入多巴胺+硝普钠,提高动脉血压,增加肾灌注,改善心肌的收缩力和顺应性。然后再用呋塞米(10～20 mg/次)等利尿剂。

2. 术中、术后的低血压及低氧血症

可导致肾功能损害。治疗时注意补足血容量、纠正酸中毒、延长呼吸机使用的时间、停止补钾、少量多次静脉给予碳酸氢钠(20～40 mL)以碱化尿液保护肾功能、使用小剂量 [2～5 μg/(kg·min)] 多巴胺提高肾灌注压、限制蛋白摄入。以上治疗 24 h 无效时,改用腹膜透析或血液透析。

3. 酸中毒

酸中毒时,肾血管收缩,影响患者肾血管的滤过性,要及时纠正。对于溶血的患者,应尽早碱化尿液保护肾功能,液体摄入量要足,要大剂量使用利尿剂。因病情需要使用大剂量血管收缩药的患者,要同时使用硝普钠 0.5～2.0 μg/(kg·min),缓解肾血管收缩。

4. 急性肾衰竭

限制水、钠的摄入,停止补钾,保证每天 10 460 kJ 的热量(每克葡萄糖为 17 kJ),禁止蛋白质和氨基酸的摄入（必需氨基酸除外），维持循环稳定，保证肾灌注。丙酸睾酮 10 mg/次，肌内注射，每天一次；或苯丙酸诺龙 25 mg/次，肌内注射，每天一次，可减少蛋白质的分解，增加蛋白质的利用。纠正酸中毒，高血钾可用钙剂拮抗，葡萄糖酸钙或氯化钙 500 mg/次，稀释后静脉内缓慢输入；同时可输注 4∶1 的葡萄糖胰岛素液（4 g 葡萄糖+1 单位胰岛素），使细胞外的钾离子向细胞内转移。在少尿期要保证患者的基本热量，维持循环和全身一般情况的稳定，等待多尿期的到来。若血钾、BUN 进行性增高，要及早进行腹膜透析或血液透析。

【透析治疗】

1. 腹膜透析

（1）肾衰竭时的肾功能替代方法，方便、易行。

（2）适应证：BUN≥30 mmol/L、血清 K^+>6.5 mmol/L、Cr≥800 μmol/L、有水中毒症状、循环功能尚稳定。

（3）透析液选择：有较多配方可供选择，原则上透析液的电解质成分和渗透压应与血浆相似，方可收到良好的效果（表 5-1）。

表 5-1 透析液的参考配方

成分	原南京军区 南京总医院配方	Legrarin 配方	Gallman 配方
NaCl/g	6.3	6.1	6.0
KCl/g		0.35	0.3
CaCl/g	0.3	0.23	0.25
$MgCl_2$/g		0.05	0.17
$NaHCO_3$/g	1.75	2.2	3.0
葡萄糖/g	40	20~80	30
渗透压/(mOsm/kg)	450	390	465

透析液分为两部分。①原液配方：NaCl 16.3 g+$CaCl_2$ 0.3 g+葡萄糖 30 g，加水至 1 000 mL。②使用时每 500 mL 的原液中加入 50% 的葡萄糖 20 mL、5% 的碳酸氢钠 35 mL、肝素 6.25 mg、1% 的普鲁卡因 2.5 mL、氨苄西林 1.0 g。

（4）透析方法：每 2~6 h 1 次，注意加温。成人 1 000 mL/次，儿童 300~800 mL/次。严格记录透析液的出入量，根据透析效果用 50% 葡萄糖液来调整透析液的渗透压。腹膜透析无效时，血钾、BUN 持续上升，可采用血液透析。

（5）监测：复查血清 K^+，每天 2~3 次；血 BUN、Cr，每天 1 次。注意透析液出量的性状，必要时做常规化验、蛋白测定及细菌培养。

2.血液透析

(1)肾衰竭时的肾功能替代疗法,疗效确切,设备要求高。

(2)适应证:在心功能大致正常的情况下有明显的尿毒症早期症状;水中毒;血 BUN >40 mmol/L 或血 BUN 每天增加>10 mmol/L;进行性酸中毒;血清 K^+>6.5 mmol/L。

(3)透析方法:选用标准血透机及配套用品。根据病情需要,制订透析计划。开始可以每天 1 次,以后逐渐延长透析间隔。

(4)监测:检查透析机工作状态。做透析前、后血液化验对比,包括血清 K^+、BUN、Cr、血气、透析液统计。

【治疗要点】

1. 肾前性肾衰竭

针对病因进行积极治疗。血容量不足者,迅速补充血容量,预防由肾功能性障碍恶化为器质性肾衰竭。应保证尿量在 1～2 mL/(kg·min)。有心功能不全者,应插入漂浮导管监测患者的中心静脉压、肺毛细血管楔压及心脏指数,以了解补液的量和心功能、肾功能损害的程度,同时指导临床治疗与观察。

2. 急性肾小管坏死

静脉注射袢利尿剂呋塞米 80～500 mg,无效时可在 1 h 后重复应用(大剂量应用利尿剂可造成听神经损伤)。限制水分摄入、限制钠和钾摄入、限制蛋白摄入[0.6 g/(kg·d),透析开始后增加至 1.0 g/(kg·d)],要保证患者的能量供给(以糖为主,每日应给予 105～209 kJ/kg)。高血钾时可用钙拮抗之,或用高糖加胰岛素静脉滴注以降低血钾浓度。为了减少患者的分解代谢,可间断应用合成激素,如 ACTH 等。如果患者已经出现如下情况,应及时进行透析治疗(血液或腹膜透析均可应用)。

(1)血钾>6.5 mmol/L。

(2)水钠潴留导致的心力衰竭、严重高血压或肺水肿。

(3)严重代谢性酸中毒,pH<7.20 或血 HCO_3^-<12 mmol/L。

(4)出现尿毒症脑病、出血性胃炎、尿毒症性心包炎。

(5)BUN>30 mmol/L、血肌酐>530 μmol/L。

肾衰竭的治疗原则有 3 点:一是要及时明确诊断,二是要处理积极,三是要有耐心,因为患者病情均比较危重。一般来说,内科疾病导致的急性肾衰竭的死亡率为 20%～50%,而外科疾病的死亡率为 60%～70%,在治疗中,只要积极认真进行每一项治疗(包括原发病的治疗),患者的肾功能是可以逐渐恢复的,不需要长期依赖透析治疗。总的来说,积极地预防和早期的诊断处理在肾功能的维护和治疗中是至关重要的。

四、中枢神经系统功能评价

中枢神经系统功能的评价主要包括患者的意识、瞳孔大小和反应,以及运动、感觉和反射等神经系统的状态。

【评价内容】

1. 意识状态

根据患者对刺激(问话或疼痛)所产生的反应程度、清醒水平及维持清醒时间来判断其意识状态。

(1)意识障碍的分类

1)意识模糊:意识能力轻度下降,但仍保留基本反应与简单的精神活动,其注意力和记忆力减弱但理解和判断能力基本正常。

2)嗜睡:呈持续性睡眠状态,对外界刺激仍有反应,可被唤醒,有一定的言语及运动能力,可述说自己的症状,并可服从医生的指令完成动作。一旦刺激去除则又陷入睡眠状态。

3)朦胧:意识障碍程度比嗜睡深但又比昏迷浅,患者处于深睡状态,给予强刺激后方能唤醒,不能正确回答问题,反应迟钝,醒后立即又回复到昏睡状态。

4)昏迷:意识完全丧失,不能唤醒,反射减退或消失。根据其程度又分为深、浅昏迷。

(2)特殊的意识状态

1)谵妄状态:意识模糊伴知觉障碍,注意力丧失与精神活动性兴奋,患者烦躁不安、对刺激的反应增强。

2)去皮质状态:可有视、听反射,双上肢内收,肘、腕关节屈曲僵硬,双下肢过伸强直并稍内旋。系大脑脚以上内囊或皮质的损害。

3)去大脑状态:全身肌张力增高,上肢过伸强直,下肢过伸内收并稍内旋,头后仰,严重时呈角弓反张状态,系中脑损伤病变。

4)无动性缄默:表现为缄默不语、四肢不动的特殊意识障碍。系中脑至间脑的上行激活系统的部分性破坏所致。

5)植物状态:表现为缺乏高级神经活动而长期存活的一种特殊状态。系严重脑缺血、缺氧所致的损害。

(3)昏迷严重度评分见表5-2。

表5-2　Glasgow-Pittsburgh 昏迷评分

A 睁眼动作		3. 两侧反应不同	3分
1. 自动睁眼	4分	4. 大小不等	2分
2. 言语呼唤后睁眼反应	3分	5 无反应	1分
3. 痛刺激后睁眼反应	2分	E. 脑干反射	
4. 对疼痛刺激无睁眼反应	1分	1. 全部存在	5分
B. 言语反应		2. 睫毛反射消失	4分
1. 有定向力	5分	3. 角膜反射消失	3分
2. 对话混乱	4分	4. 眼脑及眼前庭反射消失	2分

续表 5-2

3. 不适当的用语	3 分	5. 上述反射均消失	1 分
4. 不能理解语言	2 分	F. 抽搐	
5. 无言语反应	1 分	1. 无抽搐	5 分
C. 运动反应		2. 局限性抽搐	4 分
1. 能按吩咐做肢体活动	6 分	3. 阵发性大发作	3 分
2. 肢体对疼痛有局限反应	5 分	4. 连续大发作	2 分
3. 肢体有屈曲逃避反应	4 分	5. 松弛状态	1 分
4. 肢体异常屈曲	3 分	G 自发性呼吸	
5. 肢体直伸	2 分	1. 正常	5 分
6. 肢体无反应	1 分	2. 周期性	4 分
D. 瞳孔光反应		3. 中枢过度换气	3 分
1. 正常	5 分	4. 不规则或低呼吸	2 分
2. 迟钝	4 分	5. 无	1 分

注:A~G 大项的总分为 35 分,最差为 7 分,最好为 35 分。

2. 颅压监测

颅压监测是脑功能评价中不可缺少的重要内容。颅压升高,可使脑血流量下降或停止,又可使脑组织移位或突出而产生严重后果。

颅压监测的部位有脑室内、硬脑膜下和硬脑膜外等,近年来有人用监测鼓膜压力的方法间接测定颅压的改变。

脑室内测压分为脑室内插管外接传感器和脑室内插管外接储液囊安放在骨孔内再接传感器两种方法。硬脑膜外压监测是将传感器直接置于硬脑膜表面,该法安全且颅内感染率低。

正常状态下,颅压为 10~15 mmHg,如高于 20 mmHg 则诊断为颅内高压;当颅压超过 41 mmHg 时,则预后不佳。

3. 瞳孔

瞳孔状态是脑功能评价中的重要指标。

(1)一侧瞳孔缩小:小脑幕裂孔疝早期可出现,继而瞳孔扩大。

(2)双侧瞳孔缩小:见于脑桥出血或吗啡阿片类药物中毒,亦可见于脑室或蛛网膜下腔出血。

(3)一侧瞳孔扩大:见于中脑受压,如合并同侧视力急剧减退,则应考虑同侧眼动脉或颈内动脉闭塞。

(4)双侧瞳孔散大:对光反应消失,系中脑的严重损伤。

(5)Homer 综合征:下脑干或颈交感神经受累。

4.眼球活动

（1）水平性凝视麻痹:双眼视向病灶侧,为半球病变;双眼视向健侧或瘫侧则为脑桥外展副核受损。

（2）双眼上视不全致呈下视位注视:为后联合病变,提示松果体附近病损。

（3）病灶侧眼球内收不全:提示为脑干病变。

（4）双眼球固定:提示脑干广泛病变。

（5）双侧眼球分离:多见于脑干病变或深昏迷。

（6）双侧眼球游走浮动:见于脑桥出血或梗死。

（7）前庭动眼反射消失:脑干前庭-外展动眼反射径路中断,预后不佳。

（8）垂直性眼球震颤:中脑、脑桥,脑桥、延脑交界病变。

（9）旋转性眼球震颤:脑桥病变。

（10）持续性水平性眼颤伴眩晕而无耳鸣:脑干内病变。

5.反射和病理反射

（1）一侧角膜反射或浅反射消失:对脑的局限性病变有定位意义。

（2）双侧对称性腱反射消失合并病理反射:全脑广泛性病损或深昏迷时出现,无定位价值。

6.脑电图和脑地形图

对于脑功能的评价亦有一定的帮助,可结合临床病征进行选择性应用,尤其是对于意识不清的患者的脑部病变程度可有预后判断的参考作用。

（1）慢波型意识障碍:脑电图表现为广泛性的高幅电波。

（2）α波形的意识障碍:病变多见于脑干。

（3）β波形的意识障碍:多见于脑干外伤或血管病引起。

（4）纺锤波形意识障碍:常见于迁延性昏迷,一般预后较好。

（5）发作波形持续性意识障碍:多见于肝昏迷或脱髓鞘性脑病。

（6）平坦波形意识障碍:为深昏迷的脑波类型。

（7）癔症性脑波型意识障碍:临床似是昏迷,实则意识清醒,脑电波检查正常。可区别真假昏迷。

【评价方法】

1.一般检查

（1）意识状态:嗜睡、昏迷、意识模糊、谵妄等。

（2）精神状态:感情淡漠、兴奋躁动、多语、错觉、妄想等。

（3）脑膜刺激征:颈强直、凯尔尼格征、布鲁津斯基征等。

（4）头部和颈部:面容表情、强迫头位等。

（5）躯干及四肢:体位改变情况、四肢活动情况。

（6）眼底镜检查:颅压升高时,可见视神经盘水肿、充血、隆起、边缘模糊。颅内出血时,可见视网膜内出血或渗出。脑血管异常或动脉硬化时,可见视网膜动脉硬化、迂曲延长、动脉变细(与静脉之比<1∶1)。

2. 神经系统检查

（1）瞳孔：最常用的检查为瞳孔的大小、是否对称、对光反应如何。

（2）颈部：颈强直提示脑部受刺激、脑膜炎症、蛛网膜下腔出血、颅压升高等。

（3）运动神经。

1）肌力：若两侧力量显著不等时，有重要意义。

2）肌张力：有锥体束疾患时，肌力减低而肌张力增强，虽然肌张力增强但肢体的运动范围受限。

（4）生理反射。

1）浅反射：①角膜反射，深昏迷的患者可消失。②腹壁反射，患者有锥体束疾患时消失。③提睾反射，男性患者有锥体束疾患时消失。

2）深反射：①膝反射，患者在极度衰弱时可减弱，昏迷时消失，有锥体束疾患时增强。②跟腱反射，患者在极度衰弱时可减弱，昏迷时消失，有锥体束疾患时增强。③二头肌反射，患者在极度衰弱时可减弱，昏迷时消失，有锥体束疾患时增强。④三头肌反射，患者在极度衰弱时可减弱，昏迷时消失，有锥体束疾患时增强。

（5）病理反射。

1）巴宾斯基征：患者有锥体束疾患时，意识不清或深睡时出现。

2）霍夫曼征：患者有锥体束疾患时，拇指作屈曲及内收运动。

3）阵挛：膝阵挛和踝阵挛出现，揭示膝反射和跟腱反射显著增强，可见于锥体束疾患或精神高度紧张的患者。

3. 颅压的监测

（1）方法：腰椎穿刺测压或侧脑室穿刺测压。

（2）腰椎穿刺测压：正常值为 $7 \sim 8$ cmH$_2$O；颅压增高时 >20 cmH$_2$O。

（3）腰椎穿刺禁忌证：颅内有占位性病变时，不能常规经腰椎穿刺测压，否则易诱发脑疝。

（4）侧脑室穿刺测压：测得压力略低于腰椎穿刺值，但结果更可靠。

（5）穿刺液的常规和生化检查如下。

1）颜色：正常为无色水样液体。蛛网膜下腔出血时，脑脊液呈均匀淡红色，离心后上清液呈淡红色或黄色。

2）蛋白含量：正常为 $200 \sim 400$ mg/L。脑出血或蛛网膜下腔梗阻时，脑脊液呈白色云雾状或混浊状，蛋白含量增高。

3）细胞计数：正常为 $(0 \sim 8) \times 10^6$/L，多为淋巴细胞。蛛网膜下腔出血时，细胞数增加，以红细胞为主。化脓性脑膜炎时，细胞数显著增加，以白细胞为主，性状可呈脓样，甚至出现凝块。

4）葡萄糖含量：正常为 $500 \sim 800$ mL/L。蛛网膜下腔出血时增高。

5）凝结度：正常脑脊液静置 24 h 不会凝结。脑膜炎症时，由于纤维蛋白原增加及细胞数增多，可出现凝块，静置 $1 \sim 2$ h 后可见脑脊液凝结。

6）氯化物：正常为 $700 \sim 760$ mg/L。

五、肝功能评价

肝脏是人体重要的代谢脏器,亦即人体的化工厂,其主要生理功能如下。①代谢功能:糖、脂类、蛋白质的同化、贮藏和异化;核酸代谢、维生素的活化和贮藏、激素的灭活及排泄;胆红素及胆酸的生成;铁、铜及其他重金属代谢等。②排泄功能:对胆红素和某些染料的排泄。③解毒功能:对化合物的氧化、还原、水解、结合等。④凝血因子和纤溶因子的生成等。

对肝功能的评价是心脏外科诊治过程中一项必不可少的重要工作,特别是绝大多数心脏外科手术治疗时必须对人体进行肝素化,而后还要应用鱼精蛋白中和肝素;有的患者如瓣膜置换术后要进行抗凝治疗。如果肝功能有异常则可能影响机体的凝血与抗凝的平衡,会给患者带来危险。如果术前患者有明显的肝功能异常而未能检测出,则体外循环手术对肝功能的影响是极大的,有时会发生致命性的肝功能损害;而不良肝功能又可引起肺、肾、心等多种重要脏器的进一步损害。因此,在行心脏手术前必须对肝功能进行细致的评估,以决定下一步治疗方案。

1. 蛋白代谢异常

急性重症肝炎时,虽然已有肝功能受损,但由于 γ 球蛋白生成增多,因此,总蛋白并不降低。亚急性重症肝炎时,总蛋白常随病情的加重而减少,若有进行性减少时,则提示可能发生了肝坏死。白蛋白逐渐下降,则预后不良;治疗后白蛋白上升,提示治疗有效;白蛋白减少至 25 g/L 以下,易出现腹腔积液。白球比倒置提示肝脏损害严重、病变范围较大。血清总蛋白>80 g/L 称为高蛋白血症,主要因为球蛋白增加所致,见于肝硬化、慢性炎症、M-蛋白血症、恶性淋巴瘤等。血清总蛋白<60 g/L 称为低蛋白血症,见于慢性肝病、结核、慢性营养障碍、恶性肿瘤等。肝炎病情加重后,白蛋白,α、β 球蛋白减少,而 γ 球蛋白增多。肝硬化时,白蛋白中度或高度减少,$α_1$、$α_2$ 和 β 球蛋白也有下降趋势,γ 球蛋白明显增多。肝细胞癌时,其电泳图像与肝硬化相似,但常有 $α_2$ 球蛋白增高,偶可出现甲胎蛋白区。硫酸锌浊度试验(ZnTT)、麝香草酚浊度试验(TTT)在肝炎、肝硬化的诊断中有意义。甲胎蛋白(AFP)在原发性肝癌中血清浓度增高(>500 ng/mL)。癌胚抗原(CEA)在转移性肝癌中血清浓度增高(>5 ng/mL)。异常凝血酶原(APT)增高(>30 ng/mL)提示肝细胞肝癌。肝功能极度衰竭或血液不能正常流经肝脏时,血氨值明显升高(>600 g/dL)。

2. 糖代谢异常

肝脏可将半乳糖合成为糖原。肝实质性损伤时,对半乳糖的代谢功能降低,或由于门静脉和体静脉之间发生病理性或人工性短路,血液中的半乳糖清除率降低。

3. 脂类代谢异常

阻塞性黄疸时,总胆固醇增加(>230 mg/dL)。肝细胞受损时,因胆固醇的酯化发生障碍,血中胆固醇酯的比例减少;在肝硬化和严重肝炎时,血中总胆固醇减少。阻塞性脂蛋白-X(LP-X)是在各种原因所致的胆汁淤积、阻塞性黄疸时出现在血液中的异常脂蛋白,可用以鉴别黄疸的类型及判断预后。

4.胆红素代谢的监测

黄疸指数在 7～15 U 时为隐性黄疸，>15 U 时为显性黄疸。此指数达 100 U 以上时多见于阻塞性黄疸和肝炎；胆石性梗阻黄疸指数多在 100 U 以下；肿瘤性阻塞时此指数多在 100 U 以上；50 U 以下多为溶血性黄疸。直接胆红素（SDB）增高>35% 见于阻塞性黄疸或肝细胞性黄疸，<40% 多为溶血性黄疸、肝细胞性黄疸的终末期。

5.肝脏酶谱监测

丙氨酸氨基转移酶（ALT）升高见于急性肝炎，若为重症肝炎时，一度上升的转氨酶可随病情的恶化而降低，表明功能肝细胞的减少。肝硬化活动期 ALT 轻度或中度升高，代偿期为正常或微升。ALT 与胆红素分离表明大量肝细胞坏死。亮氨酸氨基肽酶（LAP）在血清中的活性增高时，见于阻塞性黄疸、肝内胆汁淤积、肝癌或其他肝内占位性病变及胆道系统疾病。碱性磷酸酶（ALP）在阻塞性黄疸时明显增高。5-谷氨酰转肽酶（5-GT）主要存在于肝细胞浆和毛细血管内皮中，当肝细胞或毛细胆管受损时，5-GT 明显升高。其他尚有单胺氧化酶（MAO）、脯氨酰羟化酶（PH）、鸟嘌呤脱氨酶和多种血清同工酶（isoenzyme）可用于肝功能评估。根据患者的临床体征，结合临床体检的资料和肝功能监测的结果，不难对患者的肝功能进行恰如其分的评价，对于心脏外科患者是具有实际临床意义的。

六、凝血功能评价

正常人体内的抗凝与凝血总是处于一种平衡状态，一旦这种平衡被打乱，患者会出现明显的出凝血倾向，有时会引起致死性的大出血，因此对于准备进行手术治疗的心脏外科患者来说，进行凝血功能方面的评价也是至关重要的工作。

各种原因所致的出血性疾病临床上经常见到，由于凝血因子异常而有出血倾向的患者，有时不太容易马上诊断明确，必须仔细询问其有关的病史和征象，如以往刷牙时牙龈易出血、碰撞后体表容易有紫斑或有的患者半时体表有出血性紫癜等，根据症状和体征综合判断，推测其可能存在凝血功能异常方面的疾病而做进一步深入检查。一般情况下，出血性疾病的临床表现是显而易见的，通过仔细的临床体检和实验室检查一般不难查出。

【分类】

有多种疾病可以存在凝血功能障碍，大体上可分为如下几种。

1.先天性凝血因子缺乏

在凝血因子中，除因子Ⅲ、Ⅳ以外，其他各种凝血因子都可能先天性缺乏，其中较为常见的有因子Ⅷ缺乏（血友病 A，可分为轻、中、重 3 型）；因子Ⅸ缺乏（血友病 B）；因子Ⅺ缺乏（血友病 C）；先天性因子Ⅻ和因子Ⅰ质和量的异常。

2.获得性凝血因子缺乏

多数凝血因子由肝脏合成，严重的肝脏疾病可以引起凝血因子合成障碍。凝血因子Ⅱ、Ⅶ、Ⅸ、Ⅹ依赖维生素 K 的参与在肝脏中合成。各种原因造成的维生素 K 吸收不良或肠内维生素 K 合成不足均可导致维生素 K 依赖的凝血因子缺乏而引起出血。

3. 消耗性凝血功能障碍

许多危重病变、创伤及脓毒败血症患者均可发生弥散性血管内凝血(DIC),发生的机制是血管内皮损伤后,暴露胶原激活凝血因子Ⅻ,组织因子Ⅲ及其他促凝物质大量进入血液循环,以及破坏的红细胞及血小板释放的磷脂及其他促凝物质。这三种因素启动了内生及外源性凝血系统,使血液处于高凝状态,引起广泛的小血管内凝血,继而消耗了大量血中凝血因子和血小板而致广泛出血。最后凝血过程中形成的凝血酶、受损伤组织中或血管内释放的激活物质以及激活的因子Ⅻ等都使血液中的纤溶酶原转变为纤溶酶,阻止纤维蛋白形成,干扰因子Ⅷ、血小板聚集和释放反应导致低凝状态而出血,称为继发性纤溶亢进。

4. 获得性过多纤维蛋白溶解症

①纤溶酶原活化素释放过多,促使纤溶酶原转化为纤溶酶,继而引起纤维蛋白(原)及凝血因子Ⅴ、Ⅷ分解成纤维蛋白(原)降解产物(FDP)而致出血;②纤溶酶原活化素破坏减少;③获得性纤维蛋白溶解(白血病末期可见到);④DIC发展过程中的一个组成部分。

5. 血小板量与质的缺陷

各种原因(先天性、药物性、尿毒症、骨髓增殖性疾病、异常丙种球蛋白血症等)所致的血小板数量的减少或质量不佳均可引起出血症状。

与外科手术有关的出血性疾病的诊断一般也是比较容易的,如大量输注库存血或体外循环手术以后均可引起凝血功能障碍,做相应的化验检测可以帮助鉴别诊断。

【评估方法】

(1)对于凝血因子缺陷所致的出血性疾病可以检测凝血因子,一般均可以明确诊断。

(2)血小板的数量可以通过临床检验获得,而血小板的质量的检测则必须进行详尽的生化检查方可明确。血液病实验室的检测对于凝血功能的评价作用是十分有价值的。

(3)大量输血或体外循环心内直视手术以后的凝血功能障碍在平时的临床工作中应注意预防。如为DIC,凝血酶原时间(PT)延长、活化部分凝血活酶时间(APTT)延长、凝血酶时间(TT)延长、纤维蛋白原含量减少、血小板计数下降、血中FDP含量增高、血浆鱼精蛋白副凝固试验(3P试验)阳性和循环中红细胞有棘形改变及破坏。

【治疗】

1. 血小板因素引起的出血性疾病

既要对症治疗,也要对因治疗,一般要标本兼治。①治疗原发病;②药物所致者停用或减少药物用量;③肾上腺皮质激素有保护血小板的作用;④出血严重时,有条件的应输注浓缩的血小板;⑤近期有报道DDAVP(脱氨-d-精氨酸加压素)可以改善血小板的功能;⑥有些中药可以促使血小板增生和增强凝血功能。如果循环中有血小板抗体则治疗效果较差,因而对于需多次输注血小板者,最好用人类白细胞抗原(HLA)相配的亲属的血小板比较合适。而输入无关者的血小板,一般在3~8周后体内出现血小板抗体。

2. 凝血因子缺乏的疾病

应根据检测的结果予以替代治疗,一般比较简便的方法是输注富含凝血因子的血浆,在应用的过程中应注意患者的心肺功能情况,因为血浆可以增加血液的胶体渗透压和心脏的容量负荷,心肺功能不良者必须注意缓慢输入,以免造成患者的心功能不全或发生肺水肿。浓缩的凝血酶复合物富含凝血因子Ⅱ、Ⅷ、Ⅸ等。DDAVP 有促使因子Ⅸ释放的作用,可用于轻型血友病 A 患者;纯化因子Ⅸ(商品名为 Alphanine)可用于血友病 B患者。补充维生素 K 和改善肠道维生素吸收不良或维生素 K 合成不足。血浆置换治疗某些严重的凝血因子障碍患者。

3. 弥散性血管内凝血(DIC)

积极处理原发病。纠正凝血缺陷,原发病如能迅速好转,则可以输注血小板或新鲜冰冻血浆。如已有严重出血或出血倾向,或原发疾病及其所致 DIC 均不能很快控制,则应考虑应用肝素。一般先用低剂量 5 ~ 10 U/(kg·h),持续静脉滴注,但具体用量有个体差异。如果临床情况好转,血液学指标恢复,则可逐渐减量;如有血管创伤或颅内出血,肝素应用必须十分慎重。当 DIC 晚期以及有继发性纤溶亢进时,一般应在使用肝素的基础上同时应用 6-氨基己酸,首次剂量 5.0 g,静脉滴注,以后 0.5 ~ 1.0 g/h,维持到临床情况好转。近年来临床上开始应用的低分子量肝素(low molecular weight heparin,LM-WHS)抗Ⅹa 因子的作用强于抗Ⅱa 因子,它具有较强的抗血栓形成作用。低分子量肝素的副作用小、效果好。血小板聚集抑制剂对于出血性疾病也有一定的治疗作用,如可用双嘧达莫及复方丹参制剂等。

4. 抗纤维蛋白溶解的治疗

除去除病因以外,常用的纤溶抑制药物有 6-氨基己酸、氨甲苯酸、氨甲环酸或抑肽酶等。

5. 其他

大量输血时应定时予以补钙以防因低钙所致的凝血功能不全;体外循环时应用肝素量不可过大,手术结束时应用鱼精蛋白中和肝素时既不可不足,也不可过量,否则可因其引起凝血功能障碍而导致严重的后果。有的患者长期应用阿司匹林、双嘧达莫等抗血小板凝聚的药物或具有活血化瘀作用的中药等,必须停用此类药物至少 2 周以上才能进行体外循环心脏手术,否则会造成渗血不止,使关胸等操作十分困难。如果术后创面大量出血,则会发生致命性危险。

第二节　手术前准备

手术前准备主要有两个方面:①手术者严格执行术前准备常规,包括术前详细了解病情、做出正确的判断、制订合理的治疗计划、做好术前小结、预见可能发生的手术并发症及其预防措施,务使手术达到预期的效果。②患者尽可能具备良好的心理和生理条件,能安全地承受麻醉和手术,手术后能顺利地恢复。

根据手术的性质可将手术分为择期手术、限期手术和急症手术 3 类。择期手术的手术前准备时间可随病情需要而异,施行手术的迟早,不致影响手术效果,故宜在术前尽量做好准备,使患者处于良好状态。限期手术的术前准备时间不宜太长,如恶性肿瘤的手术,应在尽可能短的一段时间内提高患者的全身和局部情况,避免准备时间太长而影响手术效果。急症手术是为了紧急挽救患者的生命,要求术前做必要的准备后即做手术,有些准备和处理可在手术过程中施行,以免贻误手术时机。

一、患者的心理准备

术前患者一般都有恐惧心理,也有些患者对手术治疗又看得过于简单,过于乐观,认为做了手术就可解决全部问题。因此,医务人员既要避免对患者造成有害的刺激,又要让患者了解其疾病和有待克服的困难。决定手术方案后,应认真地和患者及其家属进行一次谈话。对患者的手术前诊断、手术的必要性、可能的疗效和今后对工作生活带来的影响等均应详细说明,例如乳腺癌根治术后胸部变形、直肠癌根治术在腹壁建立人造肛门、下肢恶性肿瘤或坏疽需要截肢等,需让患者及其家属了解这样做的必要性和将来可能发生的困难,使他们在心理上有所准备、生活和工作上有相应的安排。谈话时要有所侧重,例如对手术本身和麻醉可能发生的危险和术后并发症,应对患者的家属着重说明,而对患者则着重解释手术后可能出现的不适,如切口疼痛、腹胀、固定体位等和一些必要的治疗措施,如胃肠减压、留置导尿及各种引流管的安置等,使患者有充分的思想准备,能够在治疗上很好地配合医务人员。

二、患者的生理准备

应详细了解患者主要脏器的功能状态及其代偿能力,尽量在术前建立一个较平衡的生理内环境,它是使患者在手术后顺利恢复的重要条件。

1. 适应手术后变化的准备

由于切口疼痛,加上患者常误认为咳嗽会引起切口崩裂,患者在术后往往不敢咳嗽。老年患者和术前已有慢性呼吸道感染的患者更容易因不敢咳嗽而发生肺部感染。因此,在术前要向患者说明咳痰的重要性,解除患者对咳嗽可能会造成切口崩裂的顾虑,并教会患者在术后正确咳痰的方法。应注意患者是否吸烟。如果是吸烟者,必须在手术前 2 周起停止吸烟。除向患者说明禁烟的重要性和必要性外,还需和护士、病友一同督促患者真正戒烟。术后患者一般需卧床一个阶段,有些患者则需卧床较长时间。在术后近期,一些患者会发生尿潴留和便秘,其原因之一是患者不习惯在床上解大小便。因此,要让患者在术前即开始进行适应床上大小便的训练。

2. 纠正贫血

输血和补液不能作为营养补充的主要措施,应掌握其适应证。术前纠正患者的贫血后,可以保障手术中患者的组织细胞的氧供安全,增强患者对手术,尤其是术中失血失液的耐受能力,使手术能比较顺利地进行,并减少术后并发症的发生。对急性失血的患者,在术前应尽量在较短时间内补充血容量,使患者能够承受麻醉和手术。血红蛋白量正常的择期手术患者,估计术中会有较多失血的可能者,应在术前抽血做好交叉配血试验和输血准备,一旦术中发生急性大出血时,即可输血,保证手术安全进行。

患者常可耐受慢性失血引起的红细胞严重不足。在临床实践中观察到,有些血红蛋白已降至 50 g/L 的患者仍可不出现心动过速或血压降低。然而,严重贫血患者为了保障组织细胞的安全供氧,已动员其代偿能力,对进一步失血的代偿潜力已非常有限,一旦发生急性失血、麻醉或其他原因引起的缺氧情况,组织细胞的氧供将受到严重影响。因此,在术前应将慢性失血所致贫血患者的血红蛋白纠正到 100 g/L 左右。纠正心血管疾病患者的贫血时,应尽量将血红蛋白量提高到更接近正常值的水平。因为这类患者,尤其是心肌梗死、心力衰竭的患者往往无法承受大手术中的急性大出血或缺氧。但是,术前纠正这类患者的贫血时要小心谨慎。因为患者虽有贫血,但血容量仍在正常范围,如短时间内输入过多的全血,会加重心脏的负担,导致心力衰竭,故对慢性贫血患者,应以补充红细胞为主来纠正贫血,适当输注浓缩血浆,以防血容量增加过多和过速。即使没有心脏疾病的慢性贫血患者,在 1 d 内输入的全血量也以不超过 200 mL 为宜。

3. 纠正水和电解质紊乱

凡是在术前有摄入不足或呕吐、消化道瘘、腹泻和发热等可使体液丧失的患者,都应在术前抽血检查血钾、血钠、血氯和二氧化碳结合力。如条件许可,应作血气分析以代替二氧化碳结合力检查,更可正确反映体内酸碱平衡的情况。一般可根据患者所患疾病的特点、病史和查体,结合有关的生化检验结果,对患者的缺水和电解质紊乱情况做出估计。血细胞比容和血红蛋白量可以提示患者的水丧失程度,但如患者同时伴有急性或慢性失血而致的贫血时,上述两项参数就很难帮助对失水程度做出判断。皮肤的弹性变差和眼眶凹陷往往在严重缺水时才出现。比较实用的观察机体缺水情况和患者对纠正措施的反应的参数是每小时尿量。对病情重的患者作术前准备时可留置导尿管,以便边治疗边观察纠正的效果。

为患者制订水和电解质紊乱的纠正方案时要考虑手术是否紧迫。对择期手术患者,应尽量使体液的容量和电解质的丧失在术前得到充分的纠正。对有些急症手术患者,既要考虑到手术的急迫性,又要在术前有限的时间内尽力对患者的水和电解质紊乱作部分纠正。这样可增加患者对麻醉和手术的耐受性,并降低手术死亡率和术后并发症的发生率。临床上有时可遇到这样的情况,因急于手术,在对患者进行水和电解质的适当补充之前,即匆匆将患者送入手术室,结果是麻醉后患者即出现低血压,甚至出现心律失常,手术被迫暂停,忙于复苏抢救,实际上反而贻误了手术时机。

在急症情况下,除了注意到手术的紧迫性,在术前尽量争取时间对患者的水、电解质紊乱给予一定的纠正外,同时还应注意到患者对输液的耐受能力,尤其对年老的、心血管系统处于代偿状态下的患者要格外小心谨慎。对这类患者快速补液往往会导致心力衰竭和肺水肿,使治疗变得更为复杂和困难。这种情况下的体液不足的纠正最好在中心静脉压(CVP)的监测下进行,试验性地分次输液,每次输液量为 200 mL 左右,观察 CVP、心率、呼吸和尿量的变化。如 CVP 上升不多或上升后在输液速度变慢时又下降;或心率仍少于 110 次/min,呼吸未出现过度加快;尿量正常或增加,都说明患者对输液反应良好,是输入第二个剂量的指征。经过上述多次输液后,如患者心音变强、血压稳定、脉搏有力且变慢、呼吸平稳、尿量增加到 30 mL/h 以上,则表明患者可以承受一般手术的负担。

4. 补充营养

营养不良必然会影响组织的愈合和机体的免疫功能,对手术的耐受能力大大削弱,术后并发症风险增加。外科手术前后,由于创伤、出血、感染、禁食和麻醉等因素的影响,患者除可发生水和电解质紊乱外,还常有营养方面的紊乱。为了让患者能承受这些干扰和代谢性应激反应的影响,保证术后组织愈合和全身机体的恢复,在术前应尽量给患者以营养支持。

营养成分中对外科手术影响最大的是蛋白质,它不但是人体各种组织不可缺少的组成部分,也是保持血浆渗透压的平衡和人体正常代谢机制的重要因素。一些外科手术患者可因以下原因而发生体内蛋白质缺乏。

(1)摄入不足:不能进食(如食管癌、幽门梗阻或肠梗阻)、食物中蛋白质含量过低(如胆石症患者怕引起疾病发作而长期素食)或消化吸收功能障碍等,均可造成体内蛋白质缺乏。

(2)消耗过多:创伤(包括手术)、出血、渗出(烧伤、腹膜炎、脓胸等)或代谢异常(高热、甲状腺功能亢进症)等,均可造成大量蛋白质的消耗。

(3)体内蛋白质合成功能障碍:肝硬化和慢性肝胆管梗阻的患者,肝脏合成蛋白质的功能减退。蛋白质缺乏可造成全身血容量减低,在手术中和手术后易发生休克。低蛋白时,血浆渗透压降低,易发生组织水肿,加上低蛋白时常继发呼吸肌软弱,不能维持良好的呼吸运动,排痰能力降低,患者易并发肺水肿和肺部感染。消化道的水肿可引起食欲减退、胃肠蠕动减少而加重术后的腹胀。蛋白质的缺乏会影响手术伤口的愈合,胃肠吻合口会出现水肿,甚至发生破漏。因此,对已知蛋白质缺乏而又将要做大手术的患者,尤其是要做消化道手术的患者,术前、术后应该尽量使蛋白质保持平衡。术前通过血浆蛋白的测定可以对患者的蛋白质状况有大致的了解。一般说来,按每千克体重每日需补充 1.5 ~ 2 g 蛋白质,患者应进食含蛋白质丰富而又易消化吸收的食物。有某些特殊情况者可口服要素饮食(如短肠综合征)和经管饲给予混合奶(如高位肠瘘),有些则需依靠静脉输入(中央或周围静脉)全血、血浆、白蛋白或复方氨基酸溶液等。

在短暂负热量平衡(如禁食)时,由储存的脂肪释放游离脂肪酸氧化成酮体,以满足机体除脑以外的热量需求,机体的蛋白质释放氨基酸,通过糖异生作用,为脑和脊髓提供葡萄糖。在营养状态正常时,上述消耗蛋白质来供能的情况就不会发生。因此供应足够的葡萄糖可起到节省蛋白质的作用。血中葡萄糖水平升高可以刺激胰岛细胞释放胰岛素,从而抑制蛋白质的分解。输入 5% 葡萄糖溶液 2 000 mL 或 10% 葡萄糖溶液 1 000 mL 可防止 50 g 蛋白质水解,但给更大量的葡萄糖并不能进一步增强节省蛋白质的作用。

长期负热量平衡的患者,在术前多日甚至数周处于热量不平衡状态。这类患者的蛋白质(主要来自骨骼肌)在不断丧失,如丧失速度为每日 50 ~ 75 g,则很快会达到机体不能耐受的水平,那时各种肌肉(平滑肌、心肌、骨骼肌)的收缩能力将会降低到影响心血管动力和呼吸功能的程度。这些患者的手术死亡率和术后并发症发生率将会大大增加。需积极纠正上述患者的营养状态,防止机体继续丧失蛋白质。对由于蛋白质严重丧失,已影响心血管和呼吸功能的患者,除补充足够的葡萄糖外,还应补充蛋白质。

营养障碍可通过口服和胃肠道外途径给予纠正。通过口服来纠正营养不良是首选的理想途径。人体热量一般每日基础需要量为 10.4 MJ(2 400 kcal),其中蛋白质 75 g、脂肪 160 g、葡萄糖 180 g。如能使患者口服 2 倍于上述基础需要量的食物,则可基本阻止蛋白质的不正常丧失。患者的营养障碍往往是由长期不能口服进食或消化吸收功能有严重障碍所致,因此往往需要经周围或中央静脉插管补入需要的营养物质。目前,由于各种精制的营养溶液安全可靠,又有中央静脉输液的技术和装置,术前和术后有营养障碍而又无法经口服纠正的患者已有一个安全可靠的补充途径。

5. 预防感染

手术后发生感染,会增加患者的痛苦,延长住院时间,甚至影响患者的生命。做手术前准备时应注意预防感染措施的施行,如尽可能在术前改善患者的营养情况,以提高免疫能力;患者有上呼吸道感染或其他感染灶时,除急症手术外,择期手术应待感染痊愈后进行,以及加强病室的管理,以减少医院内感染的发生等。有关手术前应用抗生素以预防手术后感染的问题,一般认为应有严格的适应证,不宜随便应用。预防性应用抗生素的适应证为:①严重创伤,清创不能彻底者。②肠道手术的准备。③急症手术患者的身体其他部位有化脓性感染。④涉及感染病灶或切口接近感染区域的手术。⑤营养不良、全身情况差,或接受激素、抗代谢药物等的患者需做手术时。⑥进行人移植物留置手术。

6. 胃肠道准备

胃肠道手术患者应在术前 1 ~ 2 d 开始改流质饮食。其他手术患者可以照常进食。从手术前 12 h 开始禁食,4 h 开始停止饮水。这样可使胃保持空虚,防止麻醉或手术过程中发生呕吐而并发吸入性肺炎。需要时,可用胃肠减压。

在进行一般性手术的前一日,为患者做肥皂水灌肠,早晚各一次,以防因麻醉致肛门括约肌松弛,患者在术中排便,造成污染。术前灌肠还有减轻或防止手术后腹胀的效用。对结肠、直肠手术,应做清洁灌肠。有时尚需在术前 2 ~ 3 d 开始口服抗菌药物如卡那霉素、甲硝唑等,以减少术后感染。

为减少因灌肠引起肿瘤捣动和扩散的可能,现一般不用灌肠而仅用口服泻药的方法。一般多用 10% 甘露醇高张液,术前 1 d 午后嘱患者在 30 ~ 60 min 内口服 10% 甘露醇 1 ~ 2 L,此后 1 h 内再服 1 ~ 2 L。通常 3 ~ 4 L 甘露醇液即可使结直肠达到较高的清洁度。因此法可致机体丢失水、钠及钾离子,引起腹胀和轻度脱水,可经静脉滴注林格液纠正。甘露醇味甜,可以口服,用液量少,患者易接受。甘露醇缺点是能使需氧菌特别是大肠杆菌繁殖,使肠腔积气,妨碍手术操作,若与新霉素合用效果较好。

7. 膀胱准备

进手术室前,应让患者解小便,使膀胱排空。对接受盆腔手术的患者,应留置导尿管,使膀胱保持排空,有利于手术野的显露和方便手术,并可预防膀胱损伤和术后尿潴留。

8. 其他

手术患者的手术区域皮肤备皮一般都在手术前一日进行。但最近研究的结果表明,在当日送手术室前进行备皮最好,可以避免发生像手术前一日剃毛时所造成的皮肤微小损伤的潜在感染,减少术后感染的发生。手术的前夜,须对术前准备工作进行最后一次检查。如果患者有发热、月经来潮,除急症手术外,均应推迟手术日期。手术前夜一般均给患者镇静剂,以减轻患者的紧张情绪,帮助睡眠、休息。去手术室前,应将患者非固定的假牙取下,以免麻醉或手术过程中脱落或咽下。必要的用物、病史记录和 X 射线片应随同患者送入手术室,以备随时取用。

第三节　手术后的一般处理

送患者进手术室后,病室即应根据患者所拟作的手术种类及早准备好床位和手术后所需用具,例如吸引器、胃肠减压装置、输液架、气管切开包、胸腔引流瓶、氧气等。推送患者回病室后要小心地将其搬上病床,将各种引流装置接好。全身麻醉后尚未清醒的患者应平卧,头转向一侧,可使口腔内唾液或呕吐物容易流出,防止吸入气管。椎管内麻醉的患者,须平卧或头低卧位 12 h,以防头痛。在麻醉作用尚未消失时,不要贴身安放热水袋保暖,以免烫伤。手术后的一般处理包括以下几方面。

一、生命体征的观察

手术后 24 h 内需要密切观察患者的病情变化。手术当日,须密切注意脉搏、呼吸和血压的变化。手术后出血最常发生在手术后的 12 h 内,往往可通过密切观察脉搏和血压的变化而被发现。一般说来,对接受中、小型手术且情况平稳的患者,可以每 2 h 测定 1 次脉搏、呼吸和血压,12 h 后,视情况减少测定次数。大手术或有可能发生内出血、气管压迫或呼吸窘迫者,应送入监测病室观察,每 30 ~ 60 min 测定和记录上述项目一次,直到情况稳定,不太可能发生危险为止。还要特别注意观察呼吸道梗阻、窒息、伤口出血和休克等严重并发症的早期表现,并做及时处理。

二、体位

全身麻醉清醒后或椎管内麻醉 12 h 后,可根据需要选择卧式。施行颅脑手术后,如无昏迷,一般可取 15° ~ 30°半坐位卧式;施行颈、胸手术后,采用高半坐位卧式,有利于呼吸;腹部手术后,可取低半坐位卧式,以减小腹壁张力;脊柱或臀部手术后,可采用俯卧或仰卧位。如患者伴有休克,可采用下肢抬高 20°、头和躯干同时抬高 15°的体位。

三、补液

患者在手术后通常有一段时间不能很好进食,在一定程度上影响营养的维持和水电解质的平衡。在患者肠蠕动尚未恢复时,一般都禁食,或少量饮水或进食少量流质食物。肠蠕动恢复后,才可逐步增加饮食量和进食软食或普通饮食。在禁食、少量饮水或进流质饮食期内,一般均需给予患者静脉滴注生理盐水、葡萄糖和电解质,以补充水、热量和电解质。

四、饮食

术后的饮食直接关系患者的康复,尤其在普外科手术后,应给予重视。①非腹部手术:小手术不引起或很少引起全身反应者,手术后即可进食。大手术常引起胃肠道功能紊乱和其他全身反应如发热等,宜禁食2~3 d,待肠蠕动恢复后再进食。在局部麻醉下施行手术者,术后一般很少有不适或其他不良反应,患者可随意进食。椎管内麻醉后患者往往无多少胃肠道反应,故在4~6 h后可以开始进食。全身麻醉者,应在麻醉清醒,恶心、呕吐反应消失后,才可以进食,且饮食以流质或软食为宜。②腹部大手术:尤其是胃肠道手术后,通常在24~48 h内禁食,静脉滴注糖、生理盐水和电解质。一般第3~4天肠蠕动可以恢复,肛门开始排气,此时可开始让患者进食少量流质饮食,如无不适反应,即可在次日改为全量流质饮食。1~2 d后改为半流质饮食,再2~3 d后一般可以恢复普通饮食。

五、预防性抗生素的应用

对于清洁类手术,如甲状腺手术、疝修补术等一般不用抗生素;对于可能污染类中等手术,可以适当应用1~2 d的抗生素,如胆囊切除术等;对于胃肠道手术,抗生素的使用可以适当延长时间,以预防腹腔内感染的发生;对于一些重大手术,如胰腺癌类手术,抗生素的使用应适当加强,因此类手术创伤大,机体免疫功能减弱,发生感染的概率大。

六、早期活动

对手术后患者,除因手术性质和要求,或因患者情况特殊不宜早期活动外,一般都应鼓励他们早期活动。早期活动有许多好处:①增加肺活量,使呼吸道分泌物易于咳出,可减少肺部并发症的发生。②促进血液循环,有利于切口的愈合,还能减轻下肢静脉淤血,减少静脉内血栓形成的危险;③有助于肠道和膀胱功能的恢复,可减少腹胀和尿潴留的发生。

早期活动虽有许多好处,但要耐心细致地做好解释工作,有计划地逐渐增加运动量和时间,使患者逐渐适应而不感到难受。清醒的患者,或全身麻醉患者完全清醒后,可先在床上开始活动,如深呼吸、足趾和踝关节伸屈活动(需要时由医护人员协助进行)、下肢肌肉交替活动、间歇翻身活动等,为下床活动做准备。一般患者,在手术后1~2 d,便可在协助下离床活动,先坐在床沿上,做深呼吸和咳嗽,再在床旁起立或稍走动,以后可坐椅子上休息片刻。凡是有休克、心力衰竭、严重感染、出血、极度衰弱等情况,以及施行过某种有特殊固定、制动要求的手术患者,均不应过早下床活动。

七、引流物的处理

因治疗的需要,手术后患者常须放置引流物。除伤口内放置的引流物外,还有放在体腔内和空腔脏器内的引流物(或管)。各种引流物的安放均有一定的适应证和作用。手术后对引流物要予以妥善固定,防止滑脱至体外或滑入伤口、体腔或空腔脏器内。连接吸引装置要正确无误,并保持管道畅通。负压吸引装置的吸引力要保持在合适的水平,以及处理引流物时要严格执行无菌技术等。每日需观察引流液的量和性质,并予以记录,以便比较和判断病情的变化。如已无治疗需要,宜尽早拔除引流物,以减少引流物导致感染的机会。

第四节　手术后常见症状的处理

一、发热

手术后患者通常都有发热,大多属于机体对手术创伤的反应性发热,不需特殊处理。术后3~4 d发热持续不退,应考虑感染或静脉炎等并发症的存在,应进一步做检查。

手术后发热如体温不高,患者无太多不适,可不作处理,但应密切观察,不要随便使用抗生素。体温较高者(39 ℃),一般应采取降温措施,如酒精擦浴、冰袋置于体侧和头部、针刺曲池穴等,以减轻患者的不适;也可应用药物降低体温,常用水杨酸盐类或吩噻嗪类药物,前者通过出汗来降低体温,后者直接作用于丘脑下部,造成周围血管舒张散热而降低体温。在小儿高热时不宜应用水杨酸盐类退热,以免出汗过多引起虚脱。

手术后3~4 d体温仍持续升高者,应着手寻找感染灶。首先检查手术切口有无红肿、硬结和压痛增加等感染现象。其次检查留在体内的插管,如静脉营养导管、留置导尿管等的情况。再次检查呼吸系统有无肺不张或肺炎,泌尿系统有无肾盂肾炎或膀胱炎等。如有发现,应立即采取相应的治疗,如拔除导管、应用抗生素、引流伤口等。

二、疼痛

麻醉作用消失后,患者开始感到切口疼痛。手术后24 h内疼痛最为剧烈,常需药物止痛。凡是增加切口张力的任何动作,如咳嗽、翻身,都能使疼痛加剧,迫使患者不愿多动。2~3 d后疼痛显著减轻,不需再用止痛药物,而且轻微活动也不致引起疼痛加剧。疼痛的程度虽与手术部位和创伤大小有关,但更与患者的耐受力有关。除手术切口的疼痛外,有时尚有肠蠕动从抑制到恢复时的不规则肠绞痛,患者感到痛的位置不固定。待48~72 h后肠蠕动恢复正常,开始排气后,这种肠绞痛即消失。有时肠绞痛可以比较剧烈难忍,但不宜应用解痉剂止痛,以免影响肠蠕动的正常恢复过程。

小手术后的切口疼痛口服止痛片或可待因后,基本上可以止痛。大手术后的24 h内,切口疼痛需用吗啡或盐酸哌替啶才能止痛。如一次注射后疼痛不能解除而又无恶心、呕吐反应的,可在6~8 h后再注射一次。如果注射吗啡或盐酸哌替啶后出现呕吐,应改用其他止痛药物。总之,应适时和适量地应用止痛药,尽可能消除患者的切口疼痛,让患者能更好地休息。

三、恶心、呕吐

麻醉反应是手术后恶心、呕吐的常见原因,其他原因有颅内压增高、糖尿病酸中毒、尿毒症、水和电解质紊乱、低钾、低钠和胃潴留等。在腹部手术后,出现反复呕吐,要怀疑并发急性胃扩张、肠梗阻。恶心、呕吐如为麻醉或药物(如吗啡、盐酸哌替啶)所引起,可在麻醉剂和药物作用消失后自行停止,不须做特殊处理。对其他原因所致的呕吐,应查明原因,并进行相应的治疗。

四、腹胀

腹胀多因腹部手术时,胃肠道受到显露和手术操作刺激所引起。腹膜后手术如脊柱手术和肾切除术等也常引起手术后腹胀。手术后腹胀通常是胃肠道功能受到抑制,肠腔内积气过多所致,这种胃肠道功能受抑情况一般仅持续 $2 \sim 3$ d,胃肠道蠕动恢复,肛门排气后,腹胀即自行消退,不需特殊处理。如患者腹胀严重,可给予放置胃管做持续性胃肠减压,或放置肛管减压,其他如芒硝外敷脐部,针刺足三里、气海、天枢、大肠俞等穴位,也有减轻腹胀的作用。因为严重腹胀可使膈肌升高,运动受限,影响呼吸功能,也可压迫下腔静脉,影响血液回流,还会影响胃肠吻合口和腹壁切口的愈合,故必须予以处理,尽可能减轻腹胀的程度。

手术后数日仍不排气,且腹胀持续不消,又无肠鸣音的,要怀疑腹膜炎或其他原因所致的肠麻痹。如腹胀伴有阵发性绞痛,又有肠鸣音亢进,甚至有气过水声或金属音,则往往提示为粘连性或其他原因所致的机械性肠梗阻。严重的上腹部或全腹胀,有重物压迫感觉,且伴频繁呕吐者,要考虑并发急性胃扩张的可能。上述这些情况均需积极进行相应的处理,不能随便认为是手术后腹胀,以免贻误病情。

五、呃逆

呃逆是因为不规则的膈肌痉挛性收缩,同时声门关闭而产生的一种特殊声音。手术后发生呃逆者并不少见,持续不断的呃逆使患者极为烦恼,影响休息和睡眠。术后 $8 \sim 12$ h 内发生的,多属神经刺激反射所致,常可自行停止。术后发生的持续较久的呃逆,要首先考虑有无胃潴留、胃扩张,其次是有无膈下感染。

手术后早期发生的呃逆,一般常用压迫眶上缘治疗,有时很有效果,也可针刺天突、鸠尾、内关、足三里等穴位和短时间吸入二氧化碳。如怀疑有胃潴留,应插胃管进行胃肠减压。如检查未能发现明显的原因,而一般措施无效时,可肌内注射哌甲酯,在颈部用 0.25% 的普鲁卡因作膈神经封闭。

六、尿潴留

手术后尿潴留多发生在腹部和肛门会阴手术后。全身或椎管内麻醉后排尿反射受抑制,切口疼痛引起膀胱括约肌反射性痉挛,以及患者不习惯在床上排尿等都是尿潴留的常见原因。这些原因引起的暂时性尿潴留通过适当的治疗,患者即能较快地恢复自动排尿。

手术后尿潴留容易并发尿路感染。为了防止手术后尿潴留的发生,对手术后6~8 h尚未排尿的患者,应在下腹部耻骨上区做触诊和叩诊检查,如发现有明显的浊音区,甚至可触及胀大的膀胱时,表明已有尿潴留,须及时处理。如无禁忌,应协助患者坐于床沿或立起,可以促使患者自行排尿。其他促使排尿的措施也可选择应用,例如下腹部做热敷,针刺关元、中极、足三里等穴位,注射卡巴胆碱,用止痛镇静药解除切口疼痛等。不能奏效时,应及早进行导尿,不宜等待太久,以免加重尿潴留,增加患者的痛苦和发生尿路感染的机会。如导尿发现尿量超过500 mL者,应留置导尿管1~2 d,使膀胱保持在收缩状态,可以有利于膀胱逼尿肌恢复舒缩力,减少尿路感染的发生。

老年男性患者有前列腺肥大,或施行盆腔广泛手术如直肠癌根治术后,由于骶前神经损伤影响膀胱功能而引起的尿潴留,须留置导尿管一段时间,才能逐渐恢复排尿能力。

第五节　手术后并发症的处理

手术后并发症虽不能绝对防止,但做好手术的准备和手术后处理,则可极大程度地防止手术后并发症的发生或减轻并发症的严重程度。手术后并发症的种类虽很多,但可归纳为两类,一类是各种手术后都可能发生的并发症,如手术后出血、切口感染、切口裂开、肺部并发症、尿路感染、化脓性腮腺炎和静脉血栓形成等;另一类是在各种特定手术后发生的特殊并发症,例如甲状腺切除术后的甲状旁腺功能减退、肠切除和吻合术后的肠瘘等。本节重点介绍前一类的并发症。

一、手术后出血

手术后出血是引起术后低血压的常见原因之一。患者在手术后不久出现失血性休克的一些临床表现,经抗休克治疗后,休克现象和各种检测指标无好转,或有加重,或者一度好转而接着又恶化,中心静脉压低于正常,尿量偏少,都表明可能有手术后出血。

手术后出血的原因大致有:①手术时止血不完善,如血管结扎不牢,或缝扎线结扎过紧以致血管被切割;②小动脉断端处于痉挛状态或暂时被血凝块封闭而未被发现有出血而未结扎,手术后动脉舒张或血凝块松动而致继发性出血;③渗血未能完全控制。因此,手术时要注意止血,检查手术野,确定无出血点后再关闭切口。

手术后出血主要表现为失血性休克,一般缺少明显的局部症状或体征。在腹部手术后出血的患者,可能出现腹部膨胀和切口渗血较多,但腹部压痛不明显。有怀疑时,可做腹腔穿刺,协助诊断。胸腔手术后出血比较容易被发现,因为胸腔手术后一般都放置胸腔引流管。如管内持续流出血液达数小时,且每小时引流出血液量在100 mL以上,则表明胸腔内有出血。胸部X射线摄片显示胸腔积液。

凡诊断为手术后活动性出血的,均须再次手术,取出血液和血块,寻找出血点,予以妥善处理。

二、切口并发症

1. 切口感染

术后切口感染率为 3%~4%。其发生受多因素影响:①切口感染率与年龄的关系很密切,与年龄的增加呈正相关。②应用糖皮质激素者较未用此种激素者切口感染率高1倍以上。③肥胖肯定增加切口感染发生的机会,其发生率较体重正常者高1倍。④营养不良能够削弱机体的免疫力,使切口易于感染。⑤手术时间愈长,切口感染的机会愈大。据统计,手术时间为 30 min 者,术后切口感染率为 3.6%;若为超过 6 h 的手术,切口感染率可高达18%。⑥放置引流物的切口易感染,约为11%,而未放置引流物的切口,感染率为5%。⑦术后切口感染率随手术前住院时间延长而增高。⑧局部情况如局部组织缺血、坏死、血肿、异物等都削弱了切口部位的抵抗力,使细菌繁殖具备了条件,易发生感染。

一般在术后 3~4 d 内切口的疼痛加重,伴有脉率加快和间歇性低热,检查切口,可发现切口红肿且压痛加剧。如患者术后即用抗生素,切口感染的上述症状和体征可延迟出现,程度较轻,不易被发现,甚至延迟至切口内形成脓肿后才被发现。

凡临床表现提示有切口感染者,应取切口分泌物做革兰染色检查和细菌培养,必要时在切口压痛明显处,在无菌条件下拆除缝线,将切口撑开观察,并取脓液作涂片和培养。由于切口在 7~10 d 内正处于愈合阶段,切缘黏合尚不牢固,容易撑开,疼痛程度轻,作上述处理时不必用麻醉。

严格无菌操作,切口内尽量减少异物和坏死组织的遗留,以及充分止血防止切口内形成血肿等,都是预防切口感染的有效措施。一般认为预防性应用抗生素并不能明显地降低无菌手术切口的感染率。但对胃肠道等污染手术,在术前、术后 3 d 内全身性应用抗生素可有助于降低切口的感染率。对进行肠切除术后的腹部切口用抗生素溶液冲洗后缝合,可降低切口感染率。用碘仿溶液冲洗切口的方法也可以减少切口感染的发生。

一旦确定切口感染后,应将缝线拆除,分开并冲洗切口,纱条引流、换药。手术后感染切口经敞开引流后一般不需要全身性应用抗生素。但面部切口感染或切口感染疑有菌血症或伴有扩展性蜂窝织炎者应加用抗生素,以防感染扩展至颅内或全身。一般应根据细菌培养及药敏试验结果来选用抗生素。

2. 切口裂开

腹部切口的裂开大多发生于正中线或腹直肌分离切口,发生于腹部横行切口和胸部切口的较少。容易发生伤口裂开的情况:①患者营养不良,组织愈合能力低;②切口缝合技术有缺点,如打结不紧,缝合时麻醉不佳致腹膜有撕裂;③切口内积血、积液感染;④大量腹腔积液、癌症、肥胖、低蛋白血症等;⑤手术后咳嗽、呃逆、呕吐、打喷嚏和用力排便等使腹内压力突然增加,使缝合的切口受到过大的张力;⑥经过切口拉出结肠做造口或放置引流条。

腹部切口裂开一般发生在手术后 1 周内,此时胶原纤维尚未或仅开始长入,对张力的耐受性很差。症状常出现在手术后第 5 天,表现为从切口流出较多的血性液体,有时患者感到切口"崩裂"。腹部切口裂开有两种:①完全裂开,检查时可见缝线断裂,网膜或肠袢从伤口内脱出,伴有较多的血性渗液流出;②切口部分裂开,深层组织裂开而皮肤缝线全部完整,网膜或肠袢从腹腔脱出达皮下,直至缝线拆除后才被发现。更有少数则因皮肤切口愈合而未能发现深层的裂开,直至以后形成切口疝才被发现。

对估计容易出现伤口裂开的患者,采取下列措施:①手术时用减张缝线,即在分别缝合腹壁各层的基础上,加用全层腹壁缝合,缝线采用尼龙线或不锈钢丝;②患者咳嗽时,采取平卧位,可以减轻咳嗽时横膈突然大幅度下降所增加的腹内压力;③及时处理腹胀;④用腹带作适当的腹部包扎,也有一定的预防作用。

腹部切口完全裂开者,用无菌湿布覆盖保护下将患者送往手术室立即进行缝合,要选择能使肌肉松弛好的麻醉,以达到缝合满意。患者切口裂开后,常有肠麻痹,在手术中或手术后即开始胃肠减压。切口再缝后,一般在2周内愈合,缝线可在14 d后拆除。切口部分裂开者,不出现肠梗阻,一般可不重做缝合,待以后形成切口疝后,再择期作切口疝修补术。继发于感染的切口部分裂开,肠或网膜往往暴露于切口底部,由于已与切口粘连,不致进一步脱出,如不发生肠梗阻,可暂不手术。在感染控制后,切口往往可以通过肉芽组织生长而愈合。

三、肺部并发症

肺部并发症是手术后很容易发生的并发症,以肺不张最常见。肺炎、肺脓肿和脓胸等多继发于肺不张。肺水肿和肺栓塞不多见。

1. 肺不张

肺不张占所有的手术后肺部并发的90%。有关手术后并发肺不张的发生率的报道颇不一致。其原因是对肺不张的诊断标准不统一,发生率为1%~80%。一般说来,胸腹部手术后发生肺不张较多,而腹部手术中又以上腹部手术为多。

(1)病因:肺不张的主要原因为气管支气管阻塞和通气不足或呼吸不良。支气管分泌物的改变、排出机制有缺陷和支气管管径的变小都可引起气管支气管阻塞。手术后,尤其是胸部和上腹部手术,由于肋间肌和膈肌运动受到影响,加上体位和活动受限,呼吸功能受到影响,以致肺组织的弹性回缩减弱,肺泡和支气管内易于积聚分泌液,并逐渐变稠,且不易被咳出。支气管被堵塞后,肺泡内的气体不能呼出,而被组织间液和血液吸收,肺泡内压力降低,肺泡壁收缩,导致肺不张。吸烟、哮喘、肥胖和肺气肿都是术后患者容易发生肺不张的重要因素,因为这些因素可以造成支气管阻塞或通气不足。此外,麻醉和止痛药对呼吸中枢的抑制性影响、伤口疼痛、胸腹部包扎过紧、体位的固定制动,均能限制深呼吸和咳嗽,影响痰液排出,加重支气管的阻塞,造成肺不张。放置的鼻胃管会刺激咽喉部增加分泌和促使分泌物被吸入呼吸道,也是一个导致肺不张的因素。呕吐物的吸入则是另一个原因。

(2)临床表现:肺不张所致的症状一般出现于手术后24 h内,术后48 h后很少发生。一般表现为急性发热和心跳加速,除大面积肺不张外,肺不张的呼吸道症状常很轻微,易被忽略。仔细进行肺部检查可以发现肺底后部有啰音,呼吸音减低,有支气管呼吸音。大面积肺不张时,可出现呼吸困难、发绀和血压下降等,体检可发现气管和心脏移向患侧。X射线检查可见到阴影。但在早期病例,虽已听诊查得支气管呼吸音,但仍可无X射线影像改变。血气分析显示 PO_2 下降,PCO_2 正常或降低,则可明确诊断。如果肺不张持续不消失,临床即出现肺炎的一些表现。少数肺不张可导致肺脓肿。

(3)防治:①手术前进行呼吸训练。胸部手术的患者作腹式深呼吸练习;腹部手术者作胸式深呼吸练习,以增进吸气功能,且有减轻术后伤口疼痛的好处。②减少肺泡和支气管内的分泌液。术前至少停止吸烟 2 周,因吸烟常能引起支气管炎,术后气道内分泌物会更多,容易引起肺不张;有急性上呼吸道感染的患者应尽可能在感染消退后做手术。③防止术后呕吐物吸入呼吸道。④促使呼吸道排出分泌液。全身麻醉结束时,吸尽气管和支气管内的分泌物;定期协助患者做有效的咳嗽、变换体位,或作物理疗法,协助咳痰;继续指导患者做好深呼吸,促使肺膨胀;尽早离床活动。

对咳痰有较好帮助的治疗可从以下几方面着手:①用双手按住伤口两侧,限制腹部活动的幅度,患者在尽力吸足一口气后,再用力咳嗽、吐痰。②遇有痰液黏稠不易咳出时,可用蒸气吸入、超声雾化吸入或口服氯化铵等祛痰药,使痰液变稀薄,易于咳出。③如患者无力咳嗽或经上述措施痰液排出不理想时,可用导管插入气管或支气管吸痰,或作支气管镜吸痰。④时常更换体位,有利于支气管内分泌液的排出。⑤不用或少用能够抑制呼吸的镇静药或止痛药。

2. 肺水肿

手术后肺水肿比较少见,但后果严重。主要表现为呼吸急促、困难,咳出大量粉红色泡沫状痰液。听诊肺部有许多湿啰音,以肺底部或肺的下垂部位最为明显。湿啰音的位置可随体位而改变。手术后肺水肿多见于老年、体弱、有心脏病的患者,婴幼儿手术后也可发生肺水肿。

手术后肺水肿主要由血容量突然增加,如输血、输液过多、过快,引起心力衰竭而造成。预防它的发生很重要,故手术后输血、输液时,要防止速度过快和数量过多。

治疗措施:①立即停止输液或减慢速度,给予利尿剂,加速体内水分的排出,降低血容量;②使用呼气末正压(PEEP)呼吸器,可提高血氧分压和减轻肺水肿;③对心力衰竭者,可给毛花苷 0.4 mg 加入 50% 葡萄糖溶液 20 mL 中,作静脉缓慢注射;必要时,4 h 后再注入 0.2 mg。④经上述治疗无效或效果不明显,而血压尚能维持者,可给予酚妥拉明 5 mg 静脉缓慢注射,可使周围毛细血管床舒张,迅速减轻心脏负荷,使病情改善。

四、化脓性腮腺炎

由于手术前准备和手术后处理措施的不断改进,近年来,患者在手术后并发化脓性腮腺炎的已明显减少。化脓性腮腺炎是一种严重的手术后并发症,容易在老人和衰弱患者中发生,在这些患者中,死亡率可高达 20%。

10%~15% 的腮腺炎为双侧性。腮腺左、右叶发生感染的机会相等。发生化脓性腮腺炎的患者年龄在 70 岁以上的约占 75%。腮腺炎最易发生在腹部大手术后、股骨颈骨折、消耗性疾病和严重损伤的患者中。

1. 病因和发病机制

一般认为化脓性腮腺炎的发生和口腔卫生不佳、缺水、使用抗胆碱能药物有关。致病菌绝大部分为葡萄球菌。因口腔卫生不佳和不能进食,以致腮腺分泌减少,细菌易从腮腺导管口进入。在早期,炎症表现为较大的腮腺导管内有炎性细胞积聚,细小的导管并无炎症,以后便有腮腺实质的多发性小脓肿形成,并逐渐汇聚为较大的脓肿。炎症继续发展,脓液可穿破腮腺包膜,侵入周围组织,并可扩散至颈部深筋膜间隙,向后至外耳道和向外至面部皮肤。

2. 临床表现

腮腺炎可在手术后数小时至数周后发生。患者有腮腺部疼痛,一般为单侧,但也可发展为双侧疼痛。检查发现患侧腮腺轻度肿大,伴有剧烈压痛。腮腺腺体内有众多纤维组织隔,故极少出现波动征。手术后腮腺炎发展迅速,病情严重,常有同侧面、颈部的蜂窝织炎。患者常有高热和白细胞计数增高。

3. 防治

手术后化脓性腮腺炎在极大程度上是可以预防的。其措施包括补充液体防止患者发生缺水和做好患者的口腔卫生护理。抗生素的预防性应用,一般并无预防腮腺炎的作用。

确诊为腮腺炎后,应通过挤压腮腺导管获得脓液,做脓液培养和药物敏感试验。先给予对葡萄球菌有效的广谱抗生素,以后根据脓液培养和药物敏感试验结果来调整抗生素的种类。在发病的最初 48 h 内,如疼痛剧烈,可考虑给予小剂量的放射治疗,以减少腮腺的分泌,使疼痛减轻。但放射疗法并不能改变腮腺炎的病情演变。如病情无好转,应早期作切开引流术,不宜拖延过久(超过发病后的 5 d),更不能期待波动征出现后再作引流。可在耳前作切口,至颌角为止。潜行剥离皮下组织,显露腮腺。用止血钳戳穿包膜后,顺面神经分支的走行方向分开腮腺组织。应作多处切开,松填皮肤切口,以利引流。

五、尿路感染

手术后发生尿路感染的基本原因是尿潴留。尿潴留使膀胱过度膨胀,膀胱肌肉无力再收缩,排尿不尽,需多次导尿或留置导尿管,即使在严格的无菌操作下,尿道内的细菌有时也会被带入膀胱内,引起感染。膀胱内有残余尿时,极易发生感染。因此,尿路感染多先发生在膀胱,肾盂肾炎是膀胱炎上行感染所致。

1. 临床表现

急性膀胱炎的主要症状是尿急、尿频、尿痛,有时尚有排尿困难,除有时有发热外,一般无全身症状。尿液检查有较多的红细胞和脓细胞。急性肾盂肾炎常为单侧,女性发病较多,主要症状为全身寒战、发热,肾区疼痛,肋脊角有叩击痛。白细胞计数增高,尿液检查有红细胞和脓细胞。最好做中段尿镜检和培养。镜检可以发现有大量白细胞和细菌;培养可以明确菌种,如培养为阳性,应作药物敏感试验,以便选择抗生素。

2. 防治

防止和尽早处理尿潴留,是预防尿路感染的最有效措施。由于尿路感染的致病菌大多是革兰氏染色阴性的肠源性细菌,可先应用对上述细菌有效的抗菌药物治疗,以后根据培养和药物敏感试验结果再作调整。还需多补充液体,以增加尿量,以及使排尿通畅。如尿潴留量超过 500 mL 时,应留置导尿管,保持膀胱处于排空状态。解痉药如颠茄类药物和使尿液碱化的药物如碳酸氢钠,也常被用来解除膀胱颈痉挛和减轻酸性尿液对膀胱的刺激,以改善症状。

六、下肢深静脉血栓形成

下肢深静脉血栓形成好发于手术后,特别是涉及盆腔和膝关节的手术,患者制动和卧床较久,具备下肢深静脉血栓形成的三大因素:血流缓慢、血管壁损害和血液高凝。

大多数的下肢深静脉血栓形成在手术开始后的 48 h 内起病。手术后深静脉血栓形成发生于左下肢的较多。可分为周围型和中央型两类,前者占绝大多数,位于小腿腓肠肌静脉丛,后者位于髂、股静脉。腓肠肌静脉丛血栓可向近侧蔓延,髂、股静脉血栓可向远侧扩展,以致累及整个下肢,这种混合型在临床上最多见。

1. 临床表现

周围型的症状轻微或有隐痛,往往被患者和医护人员所忽略。待血栓蔓延到肢体主干静脉,症状才比较明显。一般有脉率持续增加,体温轻度升高。中央型可出现患肢疼痛、肿胀、局部压痛和浅静脉扩张。在诊断上,要注意早期症状,如脉率有持续增加,又找不到原因时,应考虑下肢深静脉血栓形成的存在。可对小腿腓肠肌作触诊检查,如发现有压痛,行 Homans 试验(直腿伸踝试验)或 Neuhof 试验(压迫腓肠肌试验),阳性提示有腓肠肌静脉丛血栓形成,必要时,可作深静脉造影术。髂、股静脉血栓形成有典型的症状和体征,诊断不准,行超声波、电阻抗体积描记法检查和深静脉造影,可确定诊断。

2. 防治

下肢深静脉血栓形成如发现和治疗较晚,常引起下肢深静脉功能不全,给患者带来很大痛苦。下肢深静脉血栓脱落,沿静脉血流方向进入肺动脉,能引起肺栓塞,表现为突然出现呼吸困难、胸痛和咯血,甚至发绀和休克,死亡率极高。因此要重视下肢深静脉血栓形成的预防。常用的方法有术后加强踝关节的伸屈活动和腓肠肌电刺激法,以加速血液回流,防止静脉内血液瘀滞;注射小剂量肝素抗凝和低分子右旋糖酐,以消除血液的高凝状态。早期治疗在很大程度上可以防止下肢深静脉功能不全的发生。周围型静脉血栓形成实际病期不超过 3 d 者,用尿激酶溶栓疗法。中央型静脉血栓形成,病期在 48 h 以内者,可施行手术,切开静脉,取出血栓;72 h 以内者,可用溶栓疗法。对病期超过 3 d 的混合型病变,仅能应用肝素和香豆素类衍化物抗凝,以防止血栓蔓延。

参考文献

[1]郭启仓,赵长全,邬鹏宇,等.去甲肾上腺素预处理诱导内源性热休克蛋白70表达对供心保护作用的实验研究[J].中国医药,2012,7(1):30-32.

[2]邵令方,王其彰.新编食管外科学[M].石家庄:河北科学技术出版社,2002.

[3]段志泉,张强.实用血管外科学[M].沈阳:辽宁科学技术出版社,1999.

[4]吴在德.外科学[M].北京:人民卫生出版社,2000.

[5]王玉琦,叶建荣.血管外科治疗学[M].上海:上海科学技术出版社,2003.

[6]汪曾炜,刘维,张宝仁.心血管外科手术学[M].北京:人民军医出版社,2005.

[7]景华.实用外科重症监护与治疗[M].上海:第二军医大学出版社,1999.

[8]李辉.食管功能障碍性疾病[M].北京:人民卫生出版社,1999.

[9]段德溥,秦文瀚.现代纵隔外科学[M].北京:人民军医出版社,2001.

[10]葛宝丰,剡海宇,张功林.现代创伤治疗学[M].北京:人民军医出版社,2001.